AF457232

ÉTUDE

SUR LE

PURPURA SIMPLEX

A FORME EXANTHÉMATIQUE

PAR

E. LAGET,

Docteur en médecine de la Faculté de Paris,
Interne des hôpitaux de Paris,
Ancien interne des hôpitaux de Marseille,
Lauréat de l'Ecole de médecine de la même ville.

PARIS
V. ADRIEN DELAHAYE et Ce, LIBRAIRES-ÉDITEURS
PLACE DE L'ÉCOLE-DE-MÉDECINE.

1875

ÉTUDE

SUR LE PURPURA SIMPLEX

A FORME EXANTHÉMATIQUE.

ÉTUDE

SUR LE

PURPURA SIMPLEX

A FORME EXANTHÉMATIQUE

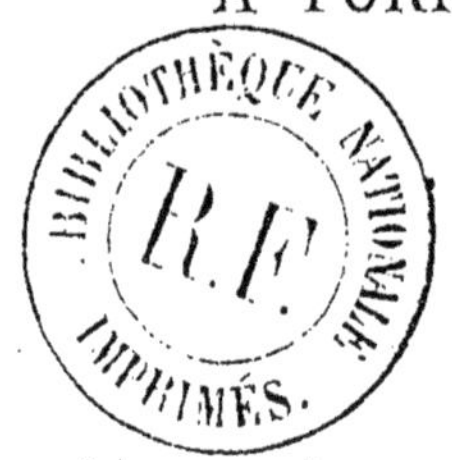

PAR

E. LAGET,
Docteur en médecine de la Faculté de Paris,
Interne des hôpitaux de Paris,
Ancien interne des hôpitaux de Marseille,
Lauréat de l'Ecole de médecine de la même ville.

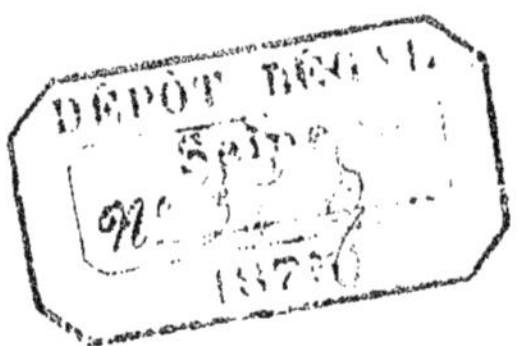

PARIS
V. ADRIEN DELAHAYE et Cᵉ, LIBRAIRES-ÉDITEURS
PLACE DE L'ÉCOLE-DE-MÉDECINE.

1875

ÉTUDE

SUR LE

PURPURA SIMPLEX

A FORME EXANTHÉMATIQUE.

DES HÉMORRHAGIES INTRA-CUTANÉES

DANS LEURS RAPPORTS AVEC CERTAINES AFFECTIONS ÉRYTHÉMATEUSES ET PAPULEUSES DE LA PEAU.

C'est un fait signalé par les dermatologistes que certaines affections de la peau peuvent s'accompagner d'hémorrhagies intra-cutanées. Il n'est pas question ici, bien entendu, des fièvres éruptives, des exanthèmes vrais, dont certaines formes graves se compliquent d'hémorrhagies diverses, et en particulier d'ecchymoses de la peau.

Laissant de côté ces fièvres éruptives, nous verrons que la complication dont il s'agit se rencontre surtout dans cette classe d'affections que M. Bazin a désignées sous le nom de pseudo-exanthèmes. La marche aiguë de ces maladies, l'état fébrile qui les accompagne souvent, les rapprochent des exanthèmes vrais, tandis que l'absence de tout caractère épidémique ou contagieux les en éloigne d'une façon absolue. Ces affections ont, les unes, une forme érythémateuse ou papulo-tuberculeuse (roséole, érythème papulo-tuberculeux, etc.); les autres, une forme vésiculeuse (zona, pemphigus aigu).

Bien que la complication hémorrhagique se rencontre plus fréquemment dans les pseudo-exanthèmes érythémateux et papuleux, on peut la voir aussi se produire dans le cours du zona, et, parfois même, du pemphigus (1). Dans le zona, le fait n'est pas absolument rare. Hillier et Tilbury Fox (2) signalent, par exemple, un cas où une tache purpurique prit la place d'un groupe de vésicules d'herpès.

Dans l'érythème papuleux et ses diverses variétés (érythème polymorphe d'Hébra et de M. Hardy), la complication est plus fréquente encore. Les élevures de l'érythème papuleux laissent souvent à leur suite une coloration un peu foncée, qui met quelques jours à disparaître; mais on peut voir aussi de véritables ecchymoses se produire au milieu des plaques papulo-tuberculeuses, et ces ecchymoses, une fois les plaques affaissées, ne diffèrent en rien, par leur aspect et leur mode de résorption, de celles qui sont produites par toute autre cause.

Habershon (3) a vu cette complication de purpura se

(1) J'ai vu cette année dans le service de M. Hillairet, à l'hôpital Saint-Louis, un cas de pemphigus aigu où, à côté des bulles normales, se voyaient des phlyctènes de même dimension, remplies d'un liquide rougeâtre, sanguinolent.

(2) A system of medicine, edited by J. Russell Reynolds, vol. I, London, 1870, article Purpura, par Thomas Hillier, revu par Tilbury Fox.

(3) Habershon. On purpura and its connexion with splenic disease. (Guy's Hospital Reports. Third series, vol. III, 1857, obs. X, p. 109.)

produire dans un cas d'érythème marginé. L'apparition de ces ecchymoses n'est, du reste, nullement un symptôme grave; elle peut se voir, même dans les cas les plus légers, lorsque l'éruption de l'érythème papuleux est localisée à la face dorsale des mains ou des avant-bras. D'après M. Bazin, l'urticaire peut aussi avoir sa forme hémorrhagique; mais nous n'insistons pas sur ce point, que nous aurons à discuter beaucoup plus longuement.

Si nous rapprochons les unes des autres les affections que nous venons de passer en revue, nous verrons que l'hémorrhagie intra-cutanée, lorsqu'on la rencontre, est un phénomène secondaire, tout à fait accessoire, et que la lésion primitive, essentielle, est constituée le plus souvent par une tache érythémateuse ou des élevures papulo-tuberculeuses de nature congestive. On peut concevoir d'autres affections dans lesquelles l'hémorrhagie serait le fait capital, et les élevures papuleuses une simple complication. On aurait ainsi un purpura compliqué d'une éruption exanthématique, ou, pour parler plus justement, pseudo-exanthématique; on pourrait croire qu'il s'agit là d'une simple vue de l'esprit; mais Willan a décrit, depuis longtemps déjà, une variété de purpura qu'il a nommée *purpura urticans*, et qui correspond d'une façon exacte à la description sommaire que je viens de tracer. C'est cette forme que j'ai l'intention d'étudier plus spécialement. A la suite de Willan, nous essayerons de préciser les caractères de cette affection, et de montrer que, malgré l'élément congestif qui vient s'ajouter à l'hémorrhagie, c'est bien celle-ci qui constitue la lésion fondamentale de la maladie.

La dénomination créée par Willan n'est peut-être pas assez générale; je propose de lui subtituer celle de *purpura à forme exanthématique* qui s'applique mieux à toutes les variétés de l'éruption dont il s'agit.

Je ne m'occuperai, du reste, que de la forme de la maladie qui correspond au purpura simple; elle a des caractères tranchés qui permettent de l'étudier à part, et qui ne laissent aucun doute sur sa nature. Je laisserai de côté une autre variété que l'on pourrait appeler *purpura hæmorrhagica à forme exanthématique*, qu'on rencontre beaucoup plus rarement, qui s'accompagne de symptômes beaucoup plus graves et qui a des caractères tellement voisins de ceux des fièvres éruptives qu'on a pu croire, dans certains cas, à la coexistence de deux de ces pyrexies. Le nom d'*exanthème hémorrhagique*, créé par Graves (1), peut très-justement s'appliquer à cette affection, que sa rareté, la rapidité de sa marche et les caractères complexes de son éruption, rendent singulièrement difficile à étudier.

Les observations inédites, qu'on trouvera à la fin de ce travail, ont été prises pendant le cours de cette année, à l'hôpital Saint-Louis; j'en ai recueilli le plus grand nombre dans le service et sous la direction de mon excellent maître, M. le Dr Hillairet.

(1) Graves. Leçons de clinique médicale, traduites par le Dr Jaccoud. Paris, 1863, vol. II, p. 513.

DU PURPURA SIMPLEX
A FORME EXANTHÉMATIQUE.

HISTORIQUE.

Nous avons vu que c'est à Willan (1) qu'on doit la première description complète de la maladie qui nous occupe. Pour la période qui précéda cet auteur, les recherches sont très-difficiles ou plutôt impossibles. Le purpura ou *morbus petechialis*, comme on l'appelait, était si mal connu, qu'il n'est pas étonnant que la plus fugace de ses variétés ait pu passer inaperçue.

Willan cite pourtant lui-même deux auteurs, dont l'un (2) a observé la substitution de taches purpuriques à des plaques ortiées, et dont l'autre (3) a publié, en 1580, une observation qui, par quelques-uns de ses caractères, peut être rattachée au purpura urticans. Je reproduirai plus loin, dans le chapitre des observations, le passage cité par Willan. Cet auteur, on le sait, classait le purpura parmi les exanthèmes; c'est là une erreur manifeste que les successeurs de Willan n'ont pas eu de peine à faire ressortir, et qui, pourtant, n'est peut-être pas aussi grande qu'on l'avait cru ; le purpura urticans est, en effet, placé sur la limite des exanthèmes et des

(1) Robert Willan. On cutaneous diseases, in-4. London, 1808, p. 461.
(2) Hoffman. Consult. et respons., p. 316.
(3) Johan. Udalric. Rumleri. Obs. medic. 45, an. 1580.

hémorrhagies, et indique l'étroite parenté qui relie les unes aux autres.

Willan et Bateman (1), qui n'a fait que résumer les idées de son maître, reconnaissaient cinq variétés de purpura, le *purpura simplex*, le *purpura urticans*, le *purpura senilis*, le *purpura hæmorrhagica* et le *purpura contagiosa*. Cette dernière variété n'est autre chose que le purpura du typhus exanthématique et des fièvres éruptives.

Le purpura urticans et le purpura senilis ont été, à juste titre, rattachés au purpura simplex, qui a seul été conservé avec le purpura hæmorrhagica.

Pour me borner à ce qui concerne le purpura urticans, je dirai que Willan a particulièrement mis en lumière les caractères, la marche et l'étiologie de l'éruption ; il a insisté sur l'affaissement rapide des papules qui sont remplacées par des taches purpuriques, sur les poussées successives qui se font aux jambes et aux bras, et dont la répétition donne souvent à la maladie une allure chronique, sur l'œdème des mains et des régions malléolaires, qui se rencontre quelquefois et sur la sensation de lassitude qui est peut-être le symptôme le plus gênant de la maladie. Il ajoute qu'il n'a, dans aucun cas, observé d'hémorrhagie ni de fièvre, que le purpura urticans apparaît généralement en été et en automne, et qu'il affecte 1° les gens qui se livrent à un travail journalier, pénible, et se nourrissent mal ; 2° les jeunes femmes délicates qui vivent dans le luxe

(1) Abrégé pratique des maladies de la peau classées d'après le système nosologique du docteur Willan, par Thomas Bateman, traduit de l'anglais sur la 5e édition, par Guillaume Bertrand, 2e édition. Paris, 1820, in-8.

et ne font que peu d'exercice. Il conseille, comme traitement, le quinquina, le fer, les acides minéraux et l'exercice en plein air.

La plupart des auteurs modernes se sont bornés à reproduire, plus ou moins exactement, cette description du dermatologiste anglais.

Alibert, dans sa monographie des dermatoses (1), décrit successivement la *péliose* (Purpura) et la *pétéchie*, et passe sous silence la variété signalée par Willan; il se borne à dire « qu'un grand caractère de démarcation sépare les *dermatoses hémateuses* des *dermatoses scabieuses;* c'est l'absence de prurit et le manque de furfuration, » et il ajoute : « Rasori, qui a très-bien décrit la fièvre pétéchiale de Gênes, remarque qu'il n'y avait jamais des aspérités de la peau, quoique certains auteurs aient affirmé le contraire; Strack fait absolument la même observation. »

Cazenave et Schedel, d'après Biett (2). font passer le purpura de la classe des exanthèmes dans celle des hémorrhagies de la peau. Quant au purpura urticans, ils se bornent à donner quelques-uns des caractères de l'éruption, en disant que ce n'est là « qu'un accident qui n'empêche pas que cette variété ne se rapporte entièrement à l'histoire du *purpura simplex* et à celle du *purpura hæmorrhagica.* »

Rayer (3) admet la classification et les idées de Willan

(1) Tome II, p. 620.

(2) Abrégé pratique des maladies de la peau d'après les auteurs les plus estimés et surtout d'après les documents puisés dans les leçons cliniques de M. le Dr Biett, par MM. Cazenave et Schedel, 3e édition. Paris, 1838.

(3) Traité théorique et pratique des maladies de la peau, par P. Rayer, 2e édit. Paris, 1835, in-8.

et Bateman, et répète, en supprimant certains détails cliniques, la description du purpura urticans donnée par ces auteurs.

D'après Cazenave (article Pourpre du Dictionnaire en 30 volumes) (1), les différences qui existent entre le purpura senilis et le pourpre, en général, rentrent évidemment dans la description de cette dernière maladie. « Il n'en est peut-être pas de même, ajoute-t-il, du purpura urticans, que l'on s'est trop hâté de regarder comme une simple coïncidence de taches purpurines et de plaques d'urticaire. Il y a bien certainement une maladie caractérisée par des élévations comme noueuses, plus fortes que les plaques saillantes de l'urticaire, affectant une couleur rouge foncé qui devient plus jaune, etc., et qui présente d'ailleurs tous les caractères du pourpre ; mais cette forme remarquable appartient évidemment à l'urticaria tuberosa. » Si l'on se reporte à l'article Urticaire qui est contenu dans le tome XXX (1846), on y voit la description de cette urticaire tubéreuse. « Cette forme, dit Cazenave, rappelle beaucoup, avec un degré de gravité de plus, l'éruption décrite sous le nom d'*érythème noueux*. »

M. Bazin (2) ne reconnaît que deux variétés de purpura, le purpura simplex (péliose vulgaire d'Alibert) et le purpura hœmorrhagica (péliose hémorrhagique, morbus maculosus Werlhofii) ; il rapporte le Purpura urticata à l'affection qu'il désigne sous le nom de Cnidosis ou urticaire arthritique. Parmi les espèces du genre

(1) 2e édition, tome XXVI. Paris, 1842, p. 72.

(2) Leçons sur les affections cutanées artificielles, rédigées et publiées par le docteur Guérard. Paris, 1862.

urticaire, deux, d'après lui (1), se rattachent à l'arthritis : l'une, arthritide pseudo-exanthématique, c'est l'urticaire hémorrhagique ; l'autre, arthritide irrégulière, c'est le cnidosis ou urticaire chronique. La première de ces espèces est celle dont il est ici question. Les idées de M. Bazin seront plus longuement discutées ailleurs ; je me bornerai à faire remarquer ici que si le purpura urticans a quelques-uns des caractères attribués, par M. Bazin, à l'urticaire hémorrhagique, la forme la plus fréquente répond mieux à la description de Willan.

Dans sa thèse (2) sur le « *Purpura hæmorrhagica idiopathique*, » M. Bucquoy passe sous silence la forme légère du purpura urticans, dont il donne pourtant une observation très-complète qu'on retrouvera plus loin, et décrit seulement la forme grave, celle qui est voisine des fièvres éruptives, si bien qu'il regarde comme synonymes les expressions de purpura urticans (Willan et Bateman), P. febrilis (Rayer), exanthema hæmorrhagicum (Graves).

Erasmus Wilson (3), tout en admettant la forme dont nous nous occupons, la rapproche au point de vue des causes et des symptômes de l'érythème noueux.

Habershon, dans son travail sur le purpura (4) considéré dans ses rapports avec les affections de la rate, reconnaît comme formes isolées de purpura, les cinq suivantes :

(1) Leçons sur les affections cutanées de nature arthritique et dartreuse, rédigées par le Dr Jules Besnier, 2e édit. Paris, 1868.

(2) Paris, 1855.

(3) On diseases of the skin, by Erasmus Wilson, fifth édit., in-8. London, 1863.

(4) Habershon, Mémoire cité.

1re et 2e, le P. simplex et le P. hæmorrhagica, qui d'après lui proviennent de maladies de la rate ou du foie, hypothèse que rien ne justifie;

3e Le P. erythematica et urticans, qui est le résultat d'une hyperémie aiguë de la peau.

Le P. erythematica consiste pour lui dans ces hémorrhagies intra-cutanées qui viennent compliquer certaines formes d'érythème. Il confond, on le voit, le P. idiopathique et le P. symptomatique.

4e Le P. par congestion passive (dans les maladies du cœur).

5e La forme pétéchiale (dans le typhus et les fièvres éruptives).

Habershon sépare ainsi complètement le P. urticans des formes simple et hémorrhagique, pour le rapprocher de l'urticaire et de l'érythème.

Dans ses leçons sur les maladies de la peau, M. Hardy ne décrit pas le purpura : on trouve cette description dans sa pathologie interne, publiée en collaboration avec M. Béhier. Énumérant les formes de purpura, dont à l'exemple de la plupart des dermatologistes français, ils ne conservent que deux, la simple et l'hémorrhagique, ces auteurs se bornent à dire, à propos du P. urticans (1), qu'il se rapporte à l'urticaire tubéreuse.

D'après Hebra (2), deux sortes d'élevures peuvent se voir dans le purpura :

1° De petites papules entièrement ecchymotiques; il propose de donner à cet état le nom de *purpura papu-*

(1) Traité de pathologie interne, par MM. Béhier et Hardy, t. II, 2e partie, 2e édit., 1875, p. 575.

(2) Traité des maladies de la peau, par J. Hébra, traduit et annoté par le Dr Doyon, Paris, 1869, t. I, p. 87.

losa; c'est pour lui ce que Willan regardait comme une affection particulière qu'il a décrite sous le nom de *lichen lividus.*

2° Des papules congestives, rouges, irrégulières, fort semblables à celles de l'urticaire et s'affaissant dans l'espace de dix à vingt heures, pour se transformer en « taches ecchymotiques qu'il est impossible, soit par leur aspect, soit par leur marche ultérieure, de distinguer du purpura ordinaire. » Il ajoute, très-justement : « Puisque les faibles symptômes inflammatoires qui accompagnent cette affection (le purpura urticans) ne sont dus qu'au même agent irritant, qui est la cause de l'hémorrhagie, il ne convient pas de regarder cette déviation de la marche ordinaire du purpura comme constituant une maladie distincte. Il peut se faire que la même cause, sur une peau impressionnable, détermine une élevure, et lorsque la réaction est moins forte, une tache pétéchiale non précédée d'hyperémie. » Nouspouvons dire, dès à présent, qu'une étude attentive des faits nous conduira à la même conclusion.

SYMPTÔMES ET MARCHE,

Si nous jetons un coup d'œil sur les symptômes et la marche du *Purpura simplex*, il ne nous sera pas difficile de voir combien le *Purpura urticans* en est voisin.

Chez un individu soit anémique, soit robuste et bien constitué, à la suite de prodromes légers consistant en un peu de malaise, d'inappétence, de pesanteur des jambes, on voit se développer une éruption caractérisée par des taches d'un rouge noirâtre, non saillantes, ne disparaissant pas sous la pression du doigt : ce dernier caractère a une importance toute spéciale. L'étendue de ces taches est variable ; si parfois elles forment un pointillé très-fin, elles ont ordinairement de un à cinq millimètres de diamètre, rarement plus d'un centimètre et demi. Leurs bords sont arrondis et nettement séparés de la peau voisine qui a conservé sa coloration normale. Elles ne font, le plus souvent, pas de saillie, mais il n'est pas rare d'en trouver, surtout aux membres inférieurs, quelques-unes, qui sans s'élever d'une façon appréciable à la vue au-dessus du niveau de la peau, donnent au doigt comme la sensation d'une petite lentille enchâssée dans le derme. Il est rare que la face et le tronc soient envahis par ces taches qui sont le plus souvent localisées aux membres, en particulier aux membres inférieurs ; c'est sur le bas des jambes qu'elles sont d'habitude le plus confluentes ; on en trouve aussi sur le dos des pieds et même à la voûte plantaire, sur les cuisses et les fesses ; pour les membres supérieurs, c'est surtout aux avant-bras qu'on les observe. Outre ces macules bien nettes, bien limitées, on peut en trouver en différents points d'autres plus étendues, plus diffuses, semblables à ces ecchymoses qui succèdent aux contusions de la peau.

On n'observe, du reste, rien d'analogue sur les diverses muqueuses accessibles à la vue : les gencives, en particulier, ne sont ni fongueuses, ni saignantes ; les seules hémorrhagies que l'on rencontre parfois, sont des épistaxis qui n'ont aucune gravité. Le mode de résorption et de disparition de ces diverses taches, qu'elles soient circonscrites ou diffuses, punctiformes ou très-étendues, ne diffère en rien de celui des hémorrhagies intra-cutanées de cause traumatique.

Dès le lendemain de la poussée éruptive, la couleur qui variait du rouge vif au rouge sombre s'est éteinte; les taches qui présentaient une légère saillie se sont entièrement affaissées et ne diffèrent plus de leurs voisines. Bientôt toutes ces macules deviennent d'un jaune sale et au bout d'un temps qui varie de cinq à huit jours, disparaissent sans laisser de trace, sans être suivies d'aucune desquamation. En décrivant l'évolution des taches purpuriques, nous avons supposé le cas purement théorique où l'éruption se ferait d'une seule venue; ce n'est pas là ce qui se passe d'ordinaire, il survient des poussées successives, de telle sorte qu'on trouve à un moment donné chez le même malade, des taches d'âges très-différents, les unes récentes, à contours nets, d'un rouge pourpre, les autres anciennes, d'une teinte jaune feuille-morte, à bords mal limités; l'aspect bariolé qui résulte de cette coloration diverse des pétéchies est caractéristique du purpura.

La durée du purpura simplex est variable : tantôt, surtout si le malade garde le lit, il ne se fait qu'un nombre très-restreint de poussées; d'autres fois, si le malade continue son travail, s'il se tient debout plusieurs heures dans la journée, s'il se livre à des marches forcées ou à des exercices violents, il voit paraître chaque soir sur ses jambes des taches nouvelles, et cet état de choses peut durer des mois et même des années sans modification.

Pendant que la peau est ainsi affectée, la santé générale ne paraît pas atteinte. Il n'y a pas d'état fébrile; le sommeil et l'appétit sont conservés; la pesanteur et la raideur des jambes sont les seuls symptômes subjectifs qu'accuse le malade. Je dois ajouter que jamais l'éruption cutanée n'est le siége de la moindre démangeaison.

A cette forme classique du Purpura simplex se rattache d'une façon directe cette affection que, depuis Schönlein, les auteurs allemands ont décrite sous le nom de *Peliosis rheumatica* (Purpura rheumatica, Hebra). Dans cette forme, l'état général est plus affecté, et il n'est pas rare au début de constater de la fièvre et de légers frissons; ce qui caractérise cette affection ce sont les douleurs des membres qui sont plus vives, et qui précèdent souvent l'apparition des taches, le gonflement de certaines articulations (articulations tibio-tarsiennes, poignets, genoux, petites articulations de la main et du pied), l'œdème mobile des pieds, de la partie inférieure des jambes, des mains, des avant-bras, de la face. L'éruption est analogue à celle du Purpura simplex, si ce n'est qu'elle est plus vive, et que l'on constate assez souvent l'existence d'une petite zone de congestion autour des taches purpuriques.

La gravité de cette forme n'est pas habituellement plus grande que celle de la précédente, mais son évolution est d'ordinaire plus rapide et il est rare qu'elle se prolonge au delà de quelques semaines.

Si l'on compare l'une à l'autre les deux affections que je viens de décrire, il semble au premier abord qu'elles diffèrent d'une façon absolue et que, si dans les deux cas, l'éruption est à peu de chose près la même, les œdèmes, les gonflements articulaires et les douleurs qui sont exclusivement attribués par quelques pathologistes à la péliose rhumatismale justifient cette séparation.

C'est là une opinion trop absolue, et la péliose doit, en réalité, être décrite non comme une affection isolée, mais comme une simple variété de Purpura simplex. Tous les cas intermédiaires se voient en effet dans la pratique et il n'est pas rare de rencontrer dans le cours d'un Purpura simplex, classique d'ailleurs, un ou plusieurs des symptômes suivants : douleurs assez vives dans les membres, œdème fugace des chevilles et des poignets, gonflement douloureux d'une ou plusieurs articulations, plaques congestives sur les jambes ou les avant-bras. Se fondera-t-on sur des symptômes aussi peu constants pour affirmer la distinction dont il s'agit? Ils n'ont, je crois, pas plus de valeur que l'état fébrile dont Rayer avait voulu faire un nouvel élément de classification du Purpura.

Etudions maintenant l'évolution du *Purpura urticans*. Si l'on parcourt les observations qui se trouvent à la fin de ce travail, on verra que le mode de début est variable et que si quelquefois l'éruption paraît brusquement vers le soir ou le milieu de la journée, elle est la plupart du temps précédée de prodromes tels que de la lassitude et des douleurs dans les membres. Il peut se faire qu'un léger frisson marque le début de l'affection. Chez une malade (Obs. IV), on avait vu se faire, depuis une quinzaine de jours, plusieurs poussées de Purpura ordinaire, lorsque, à la suite d'un exercice violent, parut l'éruption ortiée. Dans un autre cas (Obs. VIII), il existait, depuis une quinzaine de jours, des douleurs et du gonflement d'un genou et des articulations des orteils, lorsque se développa le Purpura urticans. Dans l'observation XII, l'apparition des taches ortiées fut précédée durant quelques jours de tous les symptômes que les auteurs allemands attribuent à la péliose rhumatismale.

Quel que soit le mode de début de l'affection, l'éruption, une fois développée, a les caractères suivants : ce sont des papules fort analogues à celles de l'urticaire, mais en différant par quelques caractères que nous aurons à préciser. La couleur de ces papules n'a d'abord rien qui rappelle l'extravasation sanguine, elles sont d'un rose plus ou moins vif qui tranche nettement sur le fond blanc de la peau voisine. La vue et le toucher en font apprécier la saillie; mais celle-ci n'est jamais bien considérable, elle est le plus souvent comparable à celle de la roséole papuleuse; jamais elle n'atteint le développement de l'urticaire tubéreuse, ni de certaines élevures de l'érythème papulo-tuberculeux. En passant sur ces papules, le doigt sent que la consistance de la peau ne s'est pas modifiée; il n'existe jamais de nodosités tuberculeuses analogues à celles de l'érythème noueux. A la pression, ou bien ces taches disparaissent complètement et deviennent blanchâtres pour reprendre ensuite très-rapidement leur couleur primitive, ou bien elles pâlissent seulement, mais ne s'effacent pas entièrement, comme s'il s'était fait déjà une légère infiltration sanguine. Ces dernières taches représentent-elles un état plus avancé des premières ou apparaissent-elles d'emblée avec le caractère dont je viens de parler, c'est ce que je ne saurais dire. De ces taches, les unes sont très-petites, régulièrement arrondies, ayant à peine 1 millimètre de diamètre, les autres sont beaucoup plus étendues et peuvent atteindre, comme dans l'observation VI, une longueur de dix centimètres; la surface de ces grandes plaques est lisse et régulière, elle est uniformément rosée, comme les papules de dimensions moins grandes; elle n'a jamais l'aspect velouté que revêtent certaines plaques d'urticaire; les bords sont nets, ordinairement taillés d'une façon régulière, ils ne sont ni plus ni moins saillants que le centre de la plaque.

Ces papules ne se présentent pas toujours sous cette forme aplatie : ce sont parfois de petits boutons coniques analogues à de grosses papules de lichen. A part la forme, les caractères physiques sont les mêmes que ceux de la variété précédente : il peut arriver, comme dans l'observation VIII, que l'on distingue un poil au sommet de chacun de ces boutons : on dirait alors une éruption de *lichen pilaris*, ou une exagération du phénomèue désigné sous le nom de *chair de poule*.

Le siége de ces élevures est, d'une façon générale, le même que celui des taches de Purpura simplex. On les voit surtout aux membres, en particulier aux membres inférieurs; elles sont ordinairement plus confluentes sur la moitié inférieure des jambes : on peut en rencontrer sur le dos des pieds et au niveau des malléoles, sur les cuisses, les fesses, les épaules, les avant-bras et les bras; le tronc et la face ne sont atteints que par exception. Aux jambes et aux cuisses, les plaques papuleuses m'ont paru être plus fréquentes sur la face externe, de même qu'aux bras et aux avant-bras, sur la face postérieure. C'est aussi surtout à la face externe des membres inférieurs et à la face postérieure des bras qu'ont été notées les petites papules coniques que j'ai décrites plus haut.

La confluence de l'éruption est très-variable : tantôt

on ne trouvera sur un membre qu'un petit groupe papuleux, tantôt (Obs. VI), l'éruption est étendue à la fois au dos des pieds, aux jambes, aux cuisses, aux fesses et à une grande partie des membres supérieurs. Les plaques papuleuses sont plus fréquentes que les élevures lichénoïdes, mais les deux variétés peuvent se rencontrer chez le même malade, et la dernière prédomine même dans quelques cas.

Il est important de savoir si ces poussées éruptives s'accompagnent ou non d'une sensation de prurit. Willan ne mentionne pas ce détail; d'après Bateman, on n'observe rien d'analogue aux fourmillements et à la démangeaison dont s'accompagne l'urticaire. Hebra partage cet avis, il y a, pour lui, absence complète de démangeaison. D'après M. Bazin la démangeaison est très-vive comme dans toutes les formes d'urticaire. Sur les quinze observations que j'ai réunies, le prurit n'a été noté que quatre fois, encore était-il le plus souvent modéré; dans six cas, l'éruption ne s'accompagna d'aucune sensation particulière; enfin dans les cinq autres observations, aucune mention n'est faite des sensations éprouvées par le malade.

L'évolution de ces papules ortiées est la partie la plus importante de leur histoire. Elles paraissent vers le milieu du jour ou dans la soirée et s'affaissent pendant la nuit : quelques-unes pourtant, mais le fait est rare, peuvent conserver les mêmes caractères pendant un tour ou deux. La règle est que lorsque le malade s'éveille, le lendemain de l'éruption, le plus grand nombre des plaques saillantes est revenu au niveau de la peau voisine.

Quelques papules peuvent avoir disparu sans laisser

aucune trace, comme j'ai pu très-nettement l'observer dans certains cas; c'est encore là une exception : presque constamment, à la place des papules ortiées, on retrouve des taches ecchymotiques ayant exactement la même étendue qu'elles. Je n'insiste pas sur la marche de ces ecchymoses qui ne diffèrent en rien de celles que produit le Purpura ordinaire; la meilleure preuve qu'on puisse donner de cette analogie, c'est que bien souvent la poussée des plaques exanthématiques passe inaperçue et qu'on croit avoir affaire à un Purpura d'emblée, erreur due à ce qu'on n'a pas vu le malade la veille dans la soirée. Quoi qu'il en soit, si l'éruption ortiée a été très-confluente, on trouve de larges ecchymoses diffuses qui peuvent aller jusqu'à couvrir presque toute une face d'un membre; l'éruption était-elle au contraire composée de petites papules coniques bien circonscrites, on voit à leur place des pétéchies punctiformes, très-régulières, au centre desquelles la loupe fait apercevoir un poil (1).

En parcourant les observations V et VI qui sont des exemples très-nets de Purpura urticans, on verra que dans ces deux cas la maladie tout entière a uniquement consisté en un certain nombre de poussées successives analogues à celles que j'ai décrites : il n'y a pas eu d'état fébrile et d'une façon plus générale, pas le moindre retentissement sur le reste de l'organisme, pendant toute la durée de l'affection.

(1) Quelques auteurs ont affirmé que le scorbut seul produisait ces hémorrhagies autour de la racine des poils : le fait n'est pourtant pas rare dans le Purpura simple, ainsi que M. Hillairet nous l'a fait plusieurs fois remarquer, et ce symptôme ne peut par conséquent être d'aucune utilité au point de vue du diagnostic entre le scorbut et le Purpura.

Cette durée est variable : il peut ne se faire qu'une seule poussée et, dans ce cas, en huit jours, toute trace de Purpura a disparu. Dans notre observation VI et dans celle de M. Bucquoy, les poussées se reproduisirent pendant plus de trois mois. La durée moyenne est d'un mois.

Je n'ai parlé jusqu'ici que des cas les plus simples, de ceux où l'éruption, ortiée d'abord, bientôt purpurique, paraît constituer une espèce d'entité morbide : mais ici encore, nous allons retrouver tous les cas intermédiaires; ainsi, si l'on suit avec attention la marche d'un purpura urticans, on verra certaines poussées constituées d'emblée par des pétéchies : d'autre part, dans le cours d'un Purpura simplex, on peut voir à une ou plusieurs reprises survenir une éruption ortiée à laquelle succèdent des taches purpuriques. Ces divers cas ont déjà été signalés à propos du mode de début du Purpura urticans; mais j'appellerai l'attention sur la coïncidence si fréquente qui existe entre l'éruption de Purpura ortié et les divers symptômes attribués en propre à la Péliose rhumatismale.

L'œdème, par exemple, est presque un symptôme normal du Purpura ortié tel que je l'ai décrit : Willan l'avait déjà noté. Cet œdème a des caractères variables; il est le plus souvent mou, indolent, siége au niveau des malléoles et paraît le soir pour se dissiper le lendemain. Au lieu d'être mou et indolent, il est parfois dur, un peu rouge et douloureux (voir par exemple l'observation de M. Bucquoy où les poussées d'œdème et de Purpura ortié se répétèrent un grand nombre de fois). J'ai observé dans un cas (obs. VII) un phénomène très-voisin de l'œdème : c'était une coloration violacée uniforme, une vraie cyanose de la peau des jambes, sans tuméfaction.

Je n'insiste pas sur les douleurs des membres qui se voient quelquefois dans le Purpura urticans, surtout au début et qui disparaissent d'ordinaire après les premiers jours : la pesanteur des jambes et la lassitude générale sont des symptômes plus constants et qui durent d'ordinaire aussi longtemps que l'éruption. Quant aux gonflements articulaires, bien que plus rares, ils peuvent se rencontrer aussi, l'observation VIII en est la meilleure preuve : il existait dans ce cas une hydarthrose aiguë assez considérable du genou droit.

D'après cette communauté de symptômes entre le Purpura simplex, le Purpura urticans et le Purpura rheumatica, on peut juger des liens qui unissent ces trois affections : j'aurai occasion de revenir sur les conclusions qui découlent de cet ensemble de faits dans le chapitre de la nature du Purpura urticans.

ÉTIOLOGIE.

Certaines conditions de sexe, d'âge, de température et d'hygiène exercent sur le développement du Purpura à forme exanthématique une influence incontestable.

Les femmes, par exemple, y sont plus sujettes que les hommes. L'influence de l'âge n'est pas moins nette : c'est de quinze à vingt-cinq ans qu'on rencontre le plus souvent cette affection (six cas sur quinze), puis de trente à quarante ans (quatre sur quinze) : je ne sais si elle a jamais été observée sur des vieillards.

L'enfance y est certainement plus prédisposée qu'on ne pourrait le croire d'après le petit nombre de cas publiés : il est probable qu'une observation attentive aurait le même résultat que les recherches d'Henoch (1) sur la *Peliosis rheumatica* : cet auteur a, en effet, démontré que, contrairement à l'assertion d'Hebra, cette dernière affection n'est pas rare dans l'enfance.

Une influence très-nette aussi est celle de la saison : le Purpura urticans est surtout une affection printanière.

La date du début a été notée dans douze des observations que je rapporte : du 10 mars au 22 juin, on en trouve neuf cas; un seul au mois de juillet, deux du 15 septembre au 1er octobre. On sait que le printemps est aussi le moment de l'année où les autres pseudo-exanthèmes s'observent le plus fréquemment.

Plusieurs auteurs (Erasmus Wilson entre autres) signalent l'influence d'une menstruation irrégulière : on trouvera ce détail noté dans plusieurs de nos observations. Peut-être ces troubles de la menstruation sont-ils simplement un effet des mêmes causes qui provoquent le Purpura et, d'une façon générale, déterminent l'anémie (travaux pénibles, défaut d'exercice, logement froid et humide, convalescence d'une maladie grave).

Parmi ces causes, les unes ont une influence un peu banale; d'autres paraissent agir d'une façon plus directe, je veux parler de l'influence de la convalescence ou de certaines maladies générales. Dans plusieurs des cas que je cite, cette action ne peut être niée : ainsi le Purpura urticans survint à la suite d'un érysipèle dans notre observation III, d'une suppuration chronique du sein dans notre observation IV. Dans l'observation VII

(1) Berliner Klinische Wochenschr., 15 avril 1867, p. 166.

l'éruption apparut pendant le cours d'une syphilis secondaire qui avait profondément débilité l'organisme. Dans l'observation complexe d'Henoch, la scrofule joua un rôle évident. Je laisse à dessein de côté la diathèse rhumatismale dont l'influence sera discutée plus loin.

Après avoir étudié les causes générales du Purpura urticans, je dois maintenant parler des causes particulières qui peuvent provoquer la réapparition des poussées ortiées. Il faut placer au premier rang l'influence de la station debout prolongée et, en général, de tout exercice violent. De même que pour le Purpura simplex, il est exceptionnel que les poussées se reproduisent si le malade reste au repos ; si, au contraire, après avoir gardé le lit pendant un temps plus ou moins long, il se tient plusieurs heures levé, ou si, se levant déjà, il se livre à une marche forcée, ou à un exercice de corps un peu pénible, on peut être certain de voir apparaître au bout de quelques heures sur les membres inférieurs une poussée confluente de plaques ortiées suivies bientôt de taches purpuriques. Je signalerai, à ce point de vue, les observations IV et V. Dans l'observation VI, des bains sulfureux répétés n'ont certainement pas été sans influence sur l'apparition et la confluence de certaines poussées éruptives.

DIAGNOSTIC ET PRONOSTIC.

Le Purpura urticans est ordinairement facile à reconnaître : l'existence simultanée de taches purpuriques et de plaques ortiées, l'évolution de ces papules qui s'affaissent dans l'espace d'une nuit pour laisser à leur place des macules ecchymotiques, la confluence toujours plus grande de cette éruption aux membres inférieurs, l'absence à peu près constante de toute réaction générale, tels sont les signes sur lesquels on se fondera pour établir ce diagnostic.

L'éruption se composant de deux éléments, la macule purpurique et la papule érythémateuse, on pourrait confondre avec elle certaines affections caractérisées par l'une ou l'autre de ces lésions élémentaires ou même par toutes deux à la fois. De là, trois classes d'éruptions que nous avons à passer en revue.

Dans la première, nous ne trouvons que le Purpura simplex : la confusion ne sera pas possible s'il existe des papules ortiées au moment où l'on examine le malade. J'ai déjà dit qu'au contraire l'erreur est souvent commise si toutes les papules sont déjà converties en ecchymoses : il suffira pour l'éviter d'interroger avec soin le malade sur la marche et les caractères de son éruption et de le revoir le soir pendant plusieurs jours de suite, si l'on suppose que le Purpura affecte une forme exanthématique.

La seconde classe comprend tous les pseudo-exanthèmes papuleux ; ici encore le diagnostic ne présente aucune difficulté. La présence à peu près constante de pétéchies, disséminées au milieu des papules, empêchera toute hésitation. Si, par extraordinaire, on assistait à la première poussée de l'éruption et qu'il n'y eût pas encore de taches purpuriques, on pourrait être très-embarrassé et croire à de l'urticaire simple ; celle-ci est rarement limitée aux membres inférieurs comme le Purpura urticans : on la voit souvent envahir la face et en déterminer le gonflement, ce qui est exceptionnel dans le Purpura ; enfin, ce dernier ne s'accompagne pas dans la moitié des cas de démangeaison et de picotements, tandis que ces symptômes sont constants dans l'urticaire vraie. De plus, celle-ci est parfois constituée par des élevures considérables (*urticaria tuberosa*) qui ne se voient pas dans le Purpura. L'évolution différente des deux maladies ne laisserait, du reste, bientôt aucun doute.

Je ne m'arrêterai pas à faire le diagnostic du Purpura urticans et de l'érythème polymorphe, de la roséole papuleuse, etc. On n'aura qu'à se reporter au chapitre des symptômes pour voir combien l'erreur serait difficile à commettre.

Les petites papules coniques surmontées d'un poil, que j'ai signalées dans le Purpura, pourraient être prises pour du *lichen pilaris* : il suffira d'être prévenu et d'attendre la tranformation des papules.

Restent les pseudo-exanthèmes compliqués d'hémorrhagies intra-cutanées : c'est là peut-être la seule partie délicate du diagnostic. Le type de cette sorte d'affection est l'érythème papulo-tuberculeux accompagné d'ecchymoses.

Les élevures de l'érythème siégent surtout à la face dorsale des avant-bras et des mains ; elles sont d'habitude plus violacées, plus saillantes, moins isolées les unes des autres : les hémorrhagies dont elles se compliquent parfois se font à leur surface, avant qu'elles soient affaissées : un caractère de ces hémorrhagies qui me paraît essentiel, c'est qu'elles sont larges, diffuses, peu nombreuses à l'inverse de celles du Purpura.

Le diagnostic n'est vraiment difficile que dans ces cas complexes intermédiaires à l'érythème polymorphe et au Purpura hæmorrhagica ; j'ai déjà dit qu'ils peuvent être considérés comme constituant la forme grave du Purpura urticans, mais je n'ai pas à m'en occuper ici.

L'érythème noueux présente avec le Purpura urticans certaines analogies : comme lui, il s'observe surtout aux membres inférieurs ; il donne lieu à de petites tumeurs plus ou moins volumineuses, rouges d'abord et qui disparaissent graduellement en passant par toutes les colorations qui caractérisent les ecchymoses en voie de résorption. Ce qui permettra de différencier l'érythème noueux du Purpura urticans, c'est que les tumeurs noueuses qui appartiennent à la première de ces affections sont plus volumineuses, plus dures, qu'elles forment une véritable nodosité enchâssée dans la peau, et mettent plusieurs jours avant de disparaître au lieu de s'affaisser dans l'espace d'une nuit; de plus, elles se ramollissent parfois et donnent alors une sensation évidente de fluctuation.

Je ne fais que mentionner la complication hémorrhagique survenant dans une rougeole boutonneuse. La diffusion de l'éruption, l'état fébrile, les inflammations catarrhales des muqueuses oculaire, nasale et bronchique ne permettraient pas la confusion.

Enfin, on peut se trouver en face de cas complexes : l'éruption du Purpura urticans peut, par exemple, comme dans l'obs. IX, paraître au milieu de papules syphilitiques secondaires ; les caractères des deux éruptions sont alors tellement différents qu'il sera aisé de faire la part de chacune.

Quant au pronostic du Purpura urticans, il est des plus bénins, comme celui du Purpura simplex ; le seul inconvénient est la durée souvent très-longue de l'affection.

ANATOMIE ET PHYSIOLOGIE PATHOLOGIQUES.

A chacune des deux phases cliniques du Purpura urticans correspond évidemment un état anatomique différent : la congestion constitue le premier stade, l'extravasation sanguine le second.

Au sujet de la congestion du début, il ne peut y avoir aucun doute ; seule, la stase sanguine accompagnant la dilatation des capillaires peut produire la rougeur s'effaçant sous la pression et se reproduisant aussitôt que le doigt ne comprime plus la partie congestionnée. Mais la dilatation vasculaire constitue-t-elle à elle seule toute la lésion des papules ortiées? D'après Hébra, la plaque d'urticaire simple serait en grande partie formée par de l'exsudation séreuse : c'est là une hypothèse qu'il n'est pas possible de vérifier ; le seul fait certain dans le cas qui nous occupe est la dilatation des capillaires.

On ne peut méconnaître les rapports qui existent entre cette ectasie des petits vaisseaux et l'extravasation sanguine qui la suit de près : il est en effet à peu près constant, comme nous l'avons vu, que chaque plaque ortiée soit suivie d'une ecchymose de même étendue ; on peut donc *à priori* affirmer la liaison intime des deux phénomènes ; mais quel est le mécanisme du passage de l'un à l'autre? C'est là le point le plus obscur de l'histoire du Purpura urticans. Pour arriver à élucider ce problème, il faudrait d'abord connaître le mode de production de l'ecchymose purpurique : or, on ne peut jusqu'ici avancer que des hypothèses à ce sujet. Voici les trois principales causes qui peuvent être invoquées :

1° Altération du sang ;

2° Altération de la paroi des capillaires ;

3° Augmentation de la pression du sang dans les capillaires (en particulier, troubles nerveux qui modifiant la pression du sang dans les petits vaisseaux permettraient l'extravasation de ce liquide).

Si la première de ces trois théories a quelque vraisemblance pour ce qui concerne le Purpura compliquant certaines affections hépatiques graves, elle n'est pas soutenable à propos du Purpura simplex qui évolue la plupart du temps au milieu de tous les attributs de la santé.

Il en est de même de la seconde ; il est vrai que dans le cas observé par Wilson Fox (1) de Purpura ayant compliqué une syphilis secondaire, il existait une dégénérescence amyloïde des capillaires de la peau en même temps que de la plupart des viscères abdominaux et des muscles, mais cette théorie ne saurait être généralisée.

Reste la théorie du Purpura par influence nerveuse (augmentation de la pression du sang dans les petits vaisseaux) ; c'est, je crois, la plus admissible, bien qu'elle n'ait pour elle que de simples probabilités. C'est la seule qui pourrait expliquer la production de certains cas de Purpura à la suite d'une émotion violente. C'est elle aussi qui se concilierait le mieux avec le mode de succession des phénomènes qui se passent dans le

(1) British and Foreign med. chir. Review, october 1865, cité dans l'article de Hillier et Tilbury Fox.

Purpura urticans (paralysie vaso-motrice d'abord, extravasation ensuite).

L'action des nerfs vaso-moteurs nous fournit donc un trait d'union entre les deux stades du Purpura urticans. On sait que l'existence des hémorrhagies par influence nerveuse, des ecchymoses viscérales analogues à celles que le Purpura détermine du côté de la peau, ne saurait être mise en doute ; on en trouvera l'histoire détaillée dans l'ouvrage de M. Vulpian (1).

A toutes ces probabilités vient s'ajouter encore une coïncidence curieuse au sujet des œdèmes passagers qui s'observent dans le Purpura simplex et qui en accompagnent si souvent la forme ortiée. On connaît, surtout depuis les recherches de M. Ranvier (1), le rôle prédominant que joue le système nerveux dans la production de l'œdème. Une des expériences les plus caractéristiques faites par M. Ranvier, est la suivante : il lie chez un chien la veine cave inférieure, il ne se fait pas d'œdème des membres postérieurs ; s'il sectionne alors le sciatique d'un côté, il se produit de l'œdème du côté correspondant à la lésion. Du reste, de simples blessures des nerfs sans oblitération veineuse, peuvent même déterminer du gonflement œdémateux. Ne pourrait-on pas, avec quelque vraisemblance, rattacher la production de ces œdèmes du Purpura à la même cause que les papules ortiées et les ecchymoses, c'est-à-dire à une paralysie vaso-motrice ?

(1) A. Vulpian. Leçons sur l'appareil vaso-moteur, tome II, 1875. — Rôle de l'appareil vaso-moteur dans la production des hémorrhagies p. 521 et suivantes.

(2) L. Ranvier. Recherches expérimentales snr la production de l'œdème. (Comptes-rendus de l'Acad. des sciences, 20 déc. 1869.)

Ces idées ne diffèrent pas sensiblement de celles que Henoch (1) a exposées dans une communication à la Société médicale de Berlin. D'après lui, « la coïncidence de l'œdème et du Purpura prouve ce fait, qu'un état pathologique des parois des petits vaisseaux se trouve à la source de chacun de ces phénomènes, » et il ajoute « qu'un état de relâchement et de demi-paralysie (hypothétiquement de cause rhumatismale) s'est produit dans la paroi vasculaire et que de là résulte la dilatation et la stase sanguine qui aboutit enfin à la déchirure et à la transsudation. »

NATURE.

Après les développements dans lesquels je suis entré au sujet des symptômes. je n'ai que peu de chose à ajouter pour arriver à déterminer la vraie nature du Purpura urticans.

Trois théories sont en présence, celle de M. Bazin, celle de Willan et celle qui de nos jours est défendue par Hebra. Pour M. Bazin, le Purpura urticans est une espèce du genre urticaire ; pour Willan, c'est une espèce du genre Purpura ; enfin, pour Hebra, c'est une simple variété de Purpura simplex.

Bien que M. Bazin ait soin de déclarer que l'urticaire hémorrhagique correspond exactement au Purpura urticans, il ne semble pas qu'il y ait identité absolue entre l'affection qu'il décrit et celle qu'a étudiée Willan.

Voici, d'après M. Bazin, les caractères de l'érup-

(1) Henoch. Loc. cit.

tion (1) : « La base des papules est entourée d'une auréole rouge très-vive et quelquefois violacée, et à leur centre qui est rosé ou blanchâtre, comme dans l'urticaire, s'observe le plus souvent une tache noirâtre, constituée par une hémorrhagie capillaire qui se fait dans l'épaisseur de la peau. » Et, plus loin : « Chaque papule ortiée a relativement une longue durée, elle ne s'efface complètement qu'au bout de deux à trois septénaires, de là le nom d'*urticaria perstans*, donné souvent à l'affection.... toutefois, la papule s'affaisse rapidement pour ne laisser à sa place que les taches ecchymotiques périphériques et centrales. » Cette description paraît s'appliquer à de l'urticaire vraie, qui serait compliquée d'hémorrhagie : les papules ortiées du Purpura ont des caractères un peu différents ; il n'y a pas d'ecchymose centrale, tant que la plaque est élevée, pas d'ecchymose périphérique lorsque la plaque est affaissée : l'ecchymose se produit seulement lorsque la plaque s'affaisse, et signe essentiel, la papule et la tache purpurique se correspondent exactement. Ces différences justifient la séparation que M. Rayer avait déjà établie et que je propose de maintenir entre le Purpura urticans et la forme hémorrhagique de l'urticaire.

A propos de la théorie de Willan, je ne crois pas avoir à revenir sur les détails que j'ai donnés dans le chapitre des symptômes et qui me paraissent démontrer que le Purpura urticans n'est pas une espèce isolée de Purpura, que c'est uniquement une variété, une forme de Purpura simplex, comme l'indique le

(1) Bazin. Leçons sur les affections cutanées de nature arthritique, pp. 161-187.

titre de ce travail. Je signalerai en particulier, comme preuves, la communauté de siége et de marche, l'apparition fréquente de papules ortiées pendant le cours du Purpura simplex, et inversement, la production de taches purpuriques d'emblée, pendant le cours du Purpura urticans.

Je ne crois même pas que l'affection que j'ai étudiée ne soit autre chose qu'un Purpura compliqué d'urticaire abortive, comme le voudrait le Dr Tilbury Fox.

Je pense plutôt avec Hébra, qu'il n'y a là que l'exagération d'un stade normal (paralysie et dilatation vasculaires), survenant chez des individus délicats, à peau fine et impressionnable.

L'urticaire hémorrhagique est pour M. Bazin de nature arthritique : le Purpura urticans, tel que nous l'avons décrit, n'est-il autre chose que le Purpura des rhumatisants? La congestion qui l'accompagne est-elle une congestion rhumatismale de la peau? Chez le jeune homme qui fait l'objet de l'observation 8, ces phénomènes rhumatismaux offraient la plus grande netteté possible. Ce jeune homme avait eu une première attaque de rhumatisme aigu, il avait du gonflement d'un genou au moment où se produisit l'éruption purpurique. De plus, coïncidence assez curieuse, le père vint à l'hôpital Saint-Louis, quelques jours après son fils, pour se faire soigner d'un rhumatisme articulaire subaigu. En face d'un pareil cas, l'hésitation n'est pas permise. Même sans antécédents arthritiques, on peut admettre la nature rhumatismale de l'affection lorsqu'on rencontre quelques-uns de ces symptômes articulaires que j'ai signalés. Mais tant de causes peuvent produire des congestions passagères analogues à celle dont nous

nous occupons, qu'il serait imprudent de généraliser, et d'affirmer que, dans tous les cas, malgré l'absence si fréquente de tout antécédent et de tout symptôme actuel de rhumatisme, c'est bien cette diathèse qui détermine la complication ortiée du Purpura.

TRAITEMENT.

La même analogie que nous avons observée entre le Purpura simplex et le Purpura urticans, au point de vue des symptômes et de la marche, se retrouve encore dans le traitement. La première indication est d'éviter les exercices violents et même la station debout prolongée. La position horizontale est le moyen le plus efficace que l'on puisse opposer aux poussées purpuriques précédées ou non de papules ortiées. Sous l'influence du repos au lit, les ecchymoses se résorbent, les poussées purpuriques n'ont aucune tendance à se reproduire et la guérison ne tarde pas à être complète. Au bout de quelques jours, lorsque les anciennes taches auront été résorbées, s'il n'a paru aucune nouvelle éruption, on permettra au malade de se lever d'abord une heure ou deux dans la journée et on augmentera ensuite graduellement. Le malade se lève-t-il ainsi depuis quelque temps, sans qu'il soit survenu de nouveaux boutons ni de nouvelles taches, le meilleur moyen de s'assurer que la guérison est complète est de le faire marcher un peu plus longtemps que d'habitude : si, à la suite de cet exercice, il ne paraît pas de nouvelle poussée, il n'y a aucune crainte à avoir pour l'avenir.

Les toniques (fer, quinquina, arsenic, Bordeaux, alimentation azotée) sont la plupart du temps indiqués. La préparation de fer, à laquelle on pourra donner la préférence, est le perchlorure, qui rend d'incontestables services dans les formes graves du Purpura. S'il est vrai que l'ergot de seigle ait l'action physiologique qui lui est attribuée par quelques auteurs, ce médicament serait théoriquement indiqué dans la forme ortiée du Purpura; mais quelle que soit l'efficacité du seigle ergoté, des applications astringentes sur les jambes (compresses imbibées d'eau blanche) agiraient mieux localement.

Les bains ne me paraissent devoir rendre aucun service : on évitera, en particulier, les bains sulfureux qui sont conseillés par quelques auteurs dans le Purpura simplex et dont le seul résultat serait d'aggraver l'affection qu'ils seraient destinés à combattre.

OBSERVATIONS.

Les recueils scientifiques ne contiennent qu'un nombre très-restreint d'observations de Purpura urticans. Si j'en ai reproduit quelques-unes, j'ai dû en éliminer plusieurs qui n'offraient pas, au point de vue de la précision du diagnostic, toutes les garanties désirables.

L'observation 12, d'Habershon, par exemple, bien qu'elle soit mise sous le titre de Purpura urticans, n'est probablement, ainsi que du reste l'auteur en convient, qu'une variété d'érythème polymorphe.

De même, on comprend qu'en vertu de ses idées sur la nature et les symptômes du Purpura urticans, M. Cazenave rapporte à cette affection certains cas d'érythème noueux. C'est ce dont on pourra se convaincre, en lisant l'observation que cet auteur a recueillie à l'hôpital Saint-Louis, en juillet 1841, et qu'il résume dans son article *Urticaire*, du Dictionnaire en 30 volumes.

Parmi les observations que je n'ai pu me procurer, j'en signalerai deux citées par Gintrac, dans l'article « Hémorrhée pétéchiale, » de son traité de Pathologie (1) : l'une est de Guill. Conradi (De morbo maculoso hæmorrhagico Werlhofii, Goettingæ, 1829), l'autre de Schmeltzer (De morbo mac. hæm. Werlhofii, Berolini, 1831). Le premier de ces cas est. d'après Gintrac, du Purpura urticans, le second, du Purpura consécutif à de l'urticaire.

Enfin le Dr Tilbury Fox a publié (2), sous le nom de Purpura urticans. à la suite d'inspiration de « Friar's balsam » (3), un cas différant trop de l'affection que j'ai étudiée, pour qu'il fût rapporté ici. Tilbury Fox a eu probablement affaire à un érythème plus ou moins analogue à la roséole copahique et où la poussée congestive se compliqua d'hémorrhagies dans l'épaisseur de la peau.

L'observation la plus ancienne en date est, je crois, celle qui est citée par Willan, et dont j'ai indiqué la source, p. 9. Voici le passage dont il s'agit, je n'ai pu consulter l'ouvrage original : « Monialis, nulla præ« gressa febre, nec artuum imbecillitate, subito exan-

(1) E. Gintrac. Cours théorique et pratique de pathologie interne, III. Paris, 1853, p. 62.

(2) The Lancet, 1874, I, n. 6.

(3) Teinture alcoolique de benjoin, de styrax, de baume de Tolu et d'aloès.

« thematibus correpta est..... quæ non, ut in aliis, tota « rubentia conspiciebantur, sed nigredine quadam quo-« dammodo virescebant. »

On retrouve là, il est vrai, quelques-uns des symptômes de l'affection qui nous occupe, mais on comprend que la description est trop courte pour que nous puissions affirmer que c'est bien du Purpura urticans qu'il s'agit.

La note suivante n'a qu'un intérêt historique. Peut-être trouvera-t-on une contradiction entre certains détails de cette observation écrite par Bateman et les paroles de Willan disant qu'il n'a, dans aucun cas de Purpura urticans, observé d'hémorrhagie ni de *fièvre*.

OBSERVATION I.

Reports on the diseases of London, from 1804 to 1816, by Thomas Bateman. London, 1819, in-8, p. 181.

Le cas de *Purpura urticans*, qui est bien représenté par le Dr Willan, était accompagné d'une douleur très-aiguë dans le ventre avec constipation et fièvre qui survint après que l'éruption eut continué pendant une semaine; dans cet état, le patient fut saigné, la douleur et la fièvre furent immédiatement calmées et les intestins furent ensuite rapidement dégagés, mais cet état fut remplacé par de violentes douleurs spasmodiques dans l'estomac, et pour les soulager il fallut de hautes doses d'opium. Le malade revint peu à peu à la santé par l'usage des cordiaux et des toniques.

Aucune cause ne pourrait être assignée pour l'un ou l'autre de ces désordres.

OBSERVATION II. (Purpura urticans.)

Habershon. Mémoire cité, p. 3, Obs. XI.

Caroline B...., âgée de 32 ans (mœurs corrompues, habitudes d'intempérance, deux enfants avant l'âge de 16 ans), admise à Guy's Hospital, service du Dr Hughes, le 11 octobre. Quinze jours auparavant, s'étant exposée au froid et à l'humidité au moment de ses règles, elle vit paraître sur ses jambes, ses cuisses, ses bras, et généralement sur tout son corps, un grand nombre de taches pourprées. C'était une grande et grosse femme évidemment cachectique; face bouffie, pas d'état fongueux des gencives, pas d'hémorrhagie buccale; peau moite, pouls faible, enduit brunâtre de la langue; taches à des degrés divers, quelques-unes plus vives que les autres; intestin libre; urine peu abondante, densité 1,025. Les viscères thoraciques paraissaient sains. Elle mangeait habituellement tous les jours de la viande et des légumes. Avant l'apparition du purpura, elle se trouva fatiguée et très-affaiblie. — Chlorate de potasse, 15 grains; iodure de potassium, 3 grains, trois fois par jour dans de la décoction de quinquina. — Comme aliments, viande, légumes et stimulants. — L'iodure de potassium fut remplacé par l'acide chlorhydrique, le jour où il devint évident qu'il ne s'agissait pas de syphilis secondaire.

Le 23, quelques jours après l'admission, les taches avaient presque disparu, mais le 26 elles se manifestaient de nouveau, précédées par de l'urticaire. — Pouls faible, 76; langue recouverte d'un enduit brunâtre, urine chargée de sels. — Traitement: alun, sulfate de fer, sulfate de magnésie et acide sulfurique dilué.

Il survint des vomissements et du dévoiement, mais le purpura disparut rapidement. Cinq jours après, nouvelle poussée précédée encore par de l'urticaire. On ordonna 120 grammes de rhum à prendre chaque jour. Sous l'influence de ce traitement, l'éruption disparut bientôt et cette femme quitta l'hôpital.

OBSERVATION III.

(Personnelle.) — Érysipèle de la face. — Papules ortiées suivies de taches purpuriques. — Purpura simplex. — Guérison.

Cuvier (Jules), âgé de 48 ans, ciseleur, entré le 31 mars 1875, dans le service de M. Hillairet, salle Saint-Louis, n° 16.

Cet homme, d'une constitution un peu faible, n'a jamais eu de rhumatisme ni de douleurs dans les membres. Il est reçu pour un érysipèle de la face à son déclin : c'est la première fois que pareil accident lui arrive. L'affection date de huit jours : elle a débuté par le nez où se trouvaient quelques croûtes.

Le lendemain de l'entrée de ce malade, on lui découvre à la face interne des bras, sur les deux fesses en même temps que sur le haut de la face postérieure des cuisses, une poussée de papules saillantes d'une coloration rosée un peu pâle; ces élevures sont un peu confluentes, nettement isolées les unes des autres; quelques-unes sont elliptiques, d'autres arrondies, elles ont en moyenne un centimètre de diamètre; leur aspect n'a rien qui rappelle les taches purpuriques, elles ressemblent à de petites plaques d'urticaire. — Ces papules persistent deux jours sans se modifier (du 1er au 3 avril) et s'affaissent alors en laissant à leur place une tache jaune ecchymotique

5 avril. On voit toujours la teinte jaune sur les parties qui ont été le siége des papules. L'état général est excellent. Depuis hier, le malade s'est aperçu qu'il avait des taches rouges sur les deux jambes; il a en effet une poussée discrète de purpura sur les membres inférieurs; ces taches sont survenues sans être précédées d'élevures.

Le 6. Il ne reste plus aucune trace des taches jaunes qui avaient succédé aux papules des bras et des fesses. Les taches purpuriques des jambes ont beaucoup pâli.

Le 8. Les taches des jambes ont à peu près complètement disparu.

Traitement pendant toute la durée de la maladie : vin de quinquina et bordeaux.

La convalescence se fait sans aucune nouvelle poussée de purpura et cet homme sort guéri le 9 avril.

OBSERVATION IV.

(Personnelle.) — Phlegmon suppuré du sein droit. — Purpura simplex à poussées successives dont deux précédées de papules ortiées.

La nommée Léonie Février, âgée de 33 ans, marchande des quatre-saisons, entra le 2 février 1875 dans le service de M. Hillairet, salle Henri IV, n° 27, pour une suppuration du sein droit survenue en dehors de tout état puerpéral. Cette suppuration fut longue, très-abondante, et l'état général assez grave. La malade n'avait pas d'antécédents scrofuleux. Malgré son métier, elle n'avait jamais eu le moindre accident rhumatismal; jamais aucune maladie grave.

Le 10 mars, elle se leva pour la première fois (tant chez elle qu'à l'hôpital elle était restée couchée trois mois). Au bout d'une heure, elle éprouva une sensation de picotement et une grande lassitude dans les jambes qu'elle avait de la peine à soulever. Elle se coucha aussitôt et aperçut sur ses jambes une grande quantité de petites taches rouges : c'était une éruption de purpura.

A partir de cette époque, elle a eu environ six poussées de taches purpuriques. Malgré ces accidents, son état général a toujours été excellent depuis la guérison de l'abcès du sein. Elle a peu à peu repris son embonpoint et ses couleurs. Les règles sont revenues vers le 12 avril après une interruption de quatre mois.

Les macules de purpura n'ont rien présenté de particulier dans leur évolution, si ce n'est à deux reprises, le 5 et le 16 avril.

Le 5, elle sort dans le jardin et *court* pendant une demi-heure ; aussitôt après, elle sent des picotements dans les jambes, rentre se coucher, et, en retirant ses bas, aperçoit des plaques qui ressemblaient, dit-elle, à des piqûres d'orties. Elle connaît très-bien l'effet de cette piqûre et envoya même ses voisines voir s'il n'y avait pas dans la cour des orties auxquelles elle aurait pu se piquer par mégarde. Elle n'avait pas en ce moment de taches de purpura ; cette éruption lui causait de vives démangeaisons : elle s'endormit et, le lendemain matin à la visite, nous trouvâmes des taches purpuriques absolument semblables à celles qu'elle avait déjà eues quelques jours auparavant.

Le 17, même accident (plaques d'urticaire sur les jambes, purpura consécutif), mais ce jour-là la malade ne s'était livrée qu'à un exercice modéré.

Elle part pour le Vésinet le 22 avril. Au moment de sa sortie, elle a encore sur les jambes quelques taches rouges qui ne lui font pas éprouver la moindre gêne.

OBSERVATION V.

(Personnelle.) — Purpura urticans.

Angélique Ribout, âgée de 16 ans, blanchisseuse, entrée le 27 avril 1875, salle Henri IV, n° 8, service de M. Hillairet.

Aucun antécédent scrofuleux ni rhumatismal. Cinq autres enfants dans la famille : aucun n'est scrofuleux. Le père et la mère ne sont pas rhumatisants, pas plus qu'aucun des enfants.

Réglée à l'âge de 11 ans, elle n'a eu aucune interruption depuis cette époque. Elle est d'une bonne santé habituelle, brune, grande, un peu maigre, à peau fine. Son teint est pâle, mais elle est vigoureuse et n'a pas de bruit de souffle anémique au cœur et aux vaisseaux du cou.

Le jeudi 15 ou le vendredi 16 avril, à la fin de sa période menstruelle, elle s'aperçut en se couchant qu'elle avait sur les jambes, jusqu'un peu au-dessus des genoux, des taches rouges saillantes qui ne s'accompagnaient d'aucune démangeaison. L'éruption s'était produite sans cause appréciable ; il n'y avait pas eu de fatigue, pas d'exercice violent ce jour-là.

Les plaques existaient encore, paraît-il, le lendemain, mais la malade ne se souvient pas exactement du moment où elles ont disparu ; ce dont elle est certaine, c'est que le dimanche matin ces taches étaient devenues jaunes et qu'elles n'étaient plus élevées au-dessus de la peau.

Le même jour cette jeune fille sauta à la corde pendant trois heures au moins ; elle sentit après cet exercice une grande lassitude et trouva le soir ses jambes convertes de nouveaux boutons analogues aux premiers, mais plus nombreux. Depuis ce jour elle dit qu'elle n'a plus eu de boutons sur la peau, mais quelques poussées de taches rouges non saillantes sur les bras et les jambes. A partir du jeudi 22 avril elle eut les chevilles légèrement enflées et ne put continuer son travail.

27 avril. Eruption de purpura limitée aux membres.

Bras et avant-bras : rien dans le sens de la flexion. Sur la face postérieure, petites taches de purpura à divers moments de leur évolution : les unes sont rouges, les autres ont déjà jauni. La plupart sont arrondies et ont un millimètre de diamètre.

L'éruption est beaucoup plus confluente aux membres inférieurs : elle couvre la face dorsale des pieds, les jambes, et ne remonte pas au-dessus des genoux.

Les taches ont depuis l'apparence d'un point presque imperceptible jusqu'à trois et quatre millimètres de diamètre. Quelques-unes de ces pétéchies sont d'un rouge violet intense et donnent au doigt une légère sensation de saillie.

Pas d'œdème des régions malléolaires ; pas de gonflement des articulations.

Etat général excellent.

Le 28. Les taches purpuriques ont déjà pâli, aux jambes surtout : le doigt peut passer sur elles sans éprouver la moindre résistance.

Traitement : Sirop de fer ; vin de quinquina, deux portions.

Le 4 mai. Poussée papuleuse sur les bras, les avant-bras et les jambes. Rien à la face antérieure de l'avant-bras et du bras, l'éruption couvre la face postérieure. Ces papules sont d'une couleur rosée et n'ont nullement la teinte ecchymotique ; on aurait de la peine à les rattacher au purpura si on les voyait isolément ; la pression ne les efface qu'incomplètement ; leurs dimensions sont celles des papules de lichen pilaris. Quelques pétéchies sont disséminées au milieu d'elles. Aux jambes, l'éruption est plus franchement hémorrhagique, si ce n'est au niveau de la malléole externe du côté droit où se voit une tache rosée saillante, de 2 centimètres de diamètre, que la pression fait pâlir. Cette poussée est survenue sans cause appréciable : la malade reste levée dans la journée, mais ne se fatigue pas et ne va pas dans la cour : aucune démangeaison.

Le 5. Aux avant-bras et aux bras, les boutons se sont affaissés pour la plupart et sont remplacés par des taches hémorrhagiques.

Poussée de petites plaques rosées (on dirait de la roséole papuleuse) sur la face externe des jambes et sur le dos des pieds : les petites plaques pâlissent sous le doigt, mais ne s'effacent pas complètement.

Le 6. Il ne reste plus de boutons sur les bras ni les avant-bras. Les taches hémorrhagiques qui leur ont succédé sont nombreuses et en voie de résorption. Aux jambes, beaucoup de papules ont déjà disparu, et ont été remplacées par des taches, mais il en reste encore quelques-unes, surtout aux chevilles et sur le dos des pieds.

Le 7. Il ne reste plus trace de boutons : l'éruption purpurique subsiste seule.

Du 7 au 22. Quelques poussées de purpura sans papules sur les bras et les jambes. L'état général s'est maintenu excellent.

Le 26. Nouvelle poussée purpurique peu confluente. La malade sort le 3 juin. Pas de nouvelle éruption.

OBSERVATION VI.

(Personnelle.) — Purpura urticans.

(J'ai pu prendre cette observation grâce à l'obligeance de mon collègue et ami Muzelier, interne de M. le Dr Guibout).

Bernard (Jules), 37 ans, coiffeur, entré le 30 avril 1875, salle Saint-Charles, n° 34, service du Dr Guibout. Homme brun, de taille moyenne, de bonne constitution ; peau blanche et fine. Pas de maladie grave antérieure.

Depuis six ans un peu d'acné rosacée du nez, bonne alimentation habituelle, travail pénible dans ces derniers temps. Etant coiffeur dans un théâtre, il travaillait jusqu'à une heure avancée de la soirée. Trois semaines avant son admission à l'hôpital, il éprouva de la lassitude, surtout dans les membres inférieurs, et vit apparaître sur les jambes des boutons rouges qui disparurent le lendemain et furent remplacés par des taches rouges qui pâlirent peu à peu. Le même phénomène se reproduisit à peu près tous les soirs, sans aucun trouble de l'état général, sans qu'il y eût aucune démangeaison.

Je vois ce malade le 4 mai, à 8 heures du soir ; il est resté levé toute la journée : les boutons sont survenus vers 5 heures. Les membres inférieurs sont couverts de papules rosées absolument analogues à celles qui ont été décrites dans l'observasion précédente : quelques taches purpuriques mêlées à ces papules ortiées. Du reste, état général excellent, pas de fièvre, appétit normal, pas d'œdème, aucune hémorrhagie.

Le 5. Des macules purpuriques se sont substituées aux plaques saillantes. Quelques taches de purpura sur les bras ; le malade dit qu'il en a eu à plusieurs reprises, et qu'elles n'ont jamais été précédées de boutons.

Le 6. Le malade est resté couché toute la journée d'hier ; il n'est survenu ni plaques ni ecchymoses nouvelles. Rien de nouveau jusqu'au 8 mai.

Dans la nuit du 8 au 9, poussée de taches de purpura sans papules sur les bras, les fesses et les membres inférieurs (le malade avait continué à garder le lit).

Le 10. Il reste levé une demi-heure, pas de nouvelle éruption.

Le 11. Il reste levé de 2 à 6 heures ; pendant ce temps, il a été debout à peine une demi-heure. En se couchant, il trouve une petite poussée papuleuse sur les membres inférieurs (dos des pieds, jambes, face interne des cuisses) ; éruption très-confluente sur les fesses. Les boutons ont de 2 à 8 millimètres de diamètre ; ils sont régulièrement arrondis, pour la plupart d'un rose assez vif, quelques-uns à peine colorés ; ils s'effacent en partie sous la pression du doigt. Ces plaques subissent la même évolution que les précédentes.

Le 19 et le 21. Poussées analogues à celle qui vient d'être décrite.

Le 24. Survient l'éruption la plus confluente qui se soit vue pendant tout le cours de la maladie. Il s'était levé à 5 heures du matin et avait pris un bain sulfureux (ce qu'il faisait depuis quelques jours) sans éprouver une grande fatigue, il sentit seulement un peu de raideur dans les jambes, se coucha à 11 heures et demie pour se lever de nouveau à 3 heures, et se trouva à 6 heures du soir des plaques nombreuses sur les membres. L'éruption est moins confluente aux bras et aux avant-bras qu'aux membres inférieurs. La plupart des boutons qui couvrent les jambes, les cuisses et les fesses ont de 1 à 7 millimètres de diamètre : ils sont saillants, de couleur rose, assez nettement arrondis, et s'effacent à peu près complètement à la pression. A la face postérieure des cuisses et sur les fesses. plaques analogues ayant plusieurs centimètres de diamètre. Au niveau des plis de l'aine, de chaque côté, une plaque elliptique dont le grand axe, parallèle à ce pli, a 10 centimètres. Aucune démangeaison.

Mardi matin 25. La plupart des papules ont été remplacées par des taches rouges ayant encore une teinte un peu érythémateuse, mais ne s'effaçant pas à la pression. Quelques rares plaques ne se sont pas encore entièrement affaissées.

A 8 heures du soir, il ne reste plus la moindre élevure, les taches sont moins congestionnées que ce matin ; presque toute la face externe et postérieure des cuisses est uniformément colorée par l'épanchement, tant l'éruption d'hier était confluente.

Du 25 mai au 7 juin. Trois nouvelles poussées moins confluentes : quoique les bains sulfureux eussent été suspendus depuis le 24, le malade avait continué à en prendre un tous les deux ou trois jours. Il quitte l'hôpital le 11 juin. Je le revois quinze jours après : il a repris ses occupations et n'a eu que deux poussées éruptives depuis sa sortie. A part un peu de lassitude, son état général s'est toujours maintenu très bon.

OBSERVATION VII.

(Personnelle.) — Syphilis secondaire. — Purpura urticans.

(J'ai pu prendre cette observation grâce à l'obligeance de mon collègue et ami Planteau, interne du service).

Drück (Julie), 17 ans, couronnière, née à Bruges, entrée le 15 mai 1875, salle Saint-Thomas, n° 11, service de M. le Dr Vidal.

Jeune fille blonde, bien développée, d'une bonne santé habituelle ; pas d'antécédents rhumatismaux ; à l'âge de 7 ans, gourme dans les cheveux et au visage.

Parents bien portants : le père n'a pas eu de rhumatisme aigu, mais il est sujet à avoir des douleurs dans les jambes ; trois sœurs et un frère qui ne sont pas rhumatisants.

Syphilis dont le début remonte à plus de deux mois, et qui n'a pas été soignée jusqu'ici. Syphilide vésiculeuse généralisée depuis un mois environ. Plaques muqueuses de la gorge qui se sont recouvertes d'un exsudat pultacé; déglutition très-pénible.

Cette fille dit qu'elle a maigri et qu'elle s'est affaiblie beaucoup depuis ces deux mois ; mais elle n'a jamais été alitée.

Elle n'habitait pas du reste un logement humide, bonne alimentation habituelle. Réglée depuis l'âge de 14 ans, mais tous les deux ou trois mois seulement; n'est pas sujette à avoir des épistaxis, des hémorrhoïdes ; personne dans sa famille n'a eu d'hémorrhagie dont elle se souvienne.

Depuis deux jours, douleurs dans les genoux et les mollets, apparition de taches rouges sur les membres inférieurs.

Etat actuel, 19 mai. Sur les bras et les avant-bras, éruption discrète de purpura ; quelques papules ortiées légèrement saillantes, de 4 à 5 millimètres de diamètre. Eruption discrète aussi de purpura sur les cuisses et les jambes : les taches ont, comme celles des bras, de 3 à 5 millimètres. La plupart sont nettement ecchymotiques et ne font aucune saillie au-dessus de la peau ; quelques-unes ont une apparence ortiée, bien qu'elles ne s'effacent pas entièrement à la pression. Pas d'œdème, bien qu'il y ait évidemment une légère stase sanguine qui donne à la peau une teinte un peu violacée ; pas de varices ; pas de fièvre. La malade est levée.

Le 20. Les boutons se sont affaissés et n'ont laissé que des taches purpuriques : celles-ci disparaissent du 21 au 27 mai. A aucun moment de son évolution, l'éruption n'a été accompagnée de démangeaison.

Le 27 septembre. Cette malade est encore à l'hôpital ; elle a en ce moment une syphilide papulo-squameuse circinée de l'épaule. Sa santé s'est beaucoup améliorée ; elle a notablement engraissé et son teint s'est coloré.

Pendant ces quatre derniers mois, le purpura n'a pas récidivé.

Traitement — Frictions mercurielles et toniques.

OBSERVATION VIII.

Personnelle.) — Purpura urticans. — Symptômes de rhumatisme articulaire subaigu.

Frichnet (George), 15 ans, sans profession, entré le 25 mai 1875, pavillon Gabrielle, n° 29, service de M. Hillairet.

Jeune homme très-grand, maigre, cheveux roux, éphélides du visage, peau très-blanche, a eu mal aux yeux il y a cinq ou six ans; fils unique, mère très-bien portante: le père a eu autrefois des rhumatismes aigus, et il y a deux mois, un eczéma aigu des jambes. Il entre au Pavillon quinze jours après son fils, pour un rhumatisme articulaire subaigu. Le jeune homme a déjà eu des douleurs, il y a quatre ans; il garda le lit pendant deux mois: toutes les grandes articulations furent prises. Jamais de taches comme celles qu'il a en ce moment.

Il y a une quinzaine de jours, il commença à avoir quelques douleurs dans le genou droit, ainsi que dans les articulations des orteils du même côté: le gonflement du genou survint quatre ou cinq jours après. Il n'y eut rien du côté des autres articulations. Bien qu'il survînt un peu de fièvre chaque soir, ce jeune homme est toujours resté levé. Il y a quatre jours parurent des taches rouges sur les jambes, ainsi que sur le dos des bras et des avant-bras.

J'appelle l'attention du malade sur le groupe de boutons qui se trouve sur sa cuisse gauche. Il se rappelle très-nettement qu'il en a eu d'analogues, mais plus saillants, à la partie externe et supérieure des cuisses et sur les fesses, ainsi que sur le bas des reins. Le lendemain, la saillie avait disparu, et il restait des taches rouges. Pas de démangeaison.

Le 26. Gonflement du genou droit avec épanchement assez abondant. Pétéchies peu confluentes et récentes sur les jambes et les cuisses: sur les fesses, la partie inférieure des lombes et le haut des cuisses, grandes taches jaunes plus anciennes. A la partie supérieure et interne de la cuisse gauche, un groupe très-net de papules ortiées, qui ont de 3 à 5 millimètres de diamètre. Un autre groupe, moins étendu, est situé du côté opposé dans une position à peu près symétrique. Pouls à 84. Bon état général; appétit.

Le 27, 8 heures du matin. Toutes les papules se sont affaissées et ont été remplacées par des taches hémorrhagiques.

5 heures du soir. Malgré les recommandations qu'on lui avait faites, ce jeune homme s'est levé dans la journée et a marché: pas de poussée purpurique nouvelle; il s'est fait autour du genou droit une éruption papuleuse. On a appliqué ces jours derniers en ville un large vésicatoire qui couvre toute la face antérieure de ce genou, et qui est sec en ce moment. L'éruption dont je parle forme deux bandes perpendiculaires qui suivent à peu près, l'une le bord supérieur du vésicatoire, l'autre son bord externe: ce sont des papules coniques, lichénoïdes, de 1 millimètre de dia-

mètre, de couleur rose, pâlissant un peu à la pression sans s'effacer entièrement : dix en moyenne dans un centimètre carré. Ce que ces boutons présentent de tout à fait caractéristique, c'est qu'on distingue à la loupe un poil qui émerge du sommet de chacun d'eux.

Le 28. A la place des papules se voient de petites pétéchies ayant les mêmes dimensions, et situées tout autour de la racine des poils.

Le 6 juin. Aucune trace des taches anciennes; pas de poussée nouvelle. L'épanchement du genou droit s'est presque entièrement résorbé. Le malade sort guéri le 17 juin.

Traitement — Vin de quinquina, sirop de fer, repos.

OBSERVATION IX.

(Personnelle.) — Purpura urticans.

Crigné Marie, 37 ans, boutonnière, née dans le Pas-de-Calais, entrée le 29 juin 1875, salle Henri IV, nº 23, service de M. Hillairet.

Pas de scrofule infantile, pas d'antécédents rhumatismaux. Le père et la mère sont encore vivants : le père a eu des douleurs dans les jambes.

Réglée depuis l'âge de 17 ans; a eu quatre enfants; le premier à l'âge de 20 ans, le dernier il y a quatre ans ; les trois premiers sont morts en bas âge.

Jamais aucune affection cutanée, jamais rien d'analogue à l'éruption actuelle. Bonne santé habituelle.

Femme brune, un peu maigre, à peau fine, à teint pâle, anémique.

Elle habite depuis un an un logement humide au rez-de-chaussée : alimentation un peu insuffisante. Se sentait indisposée depuis quinze jours ou trois semaines : courbature. Elle fit, huit jours avant son entrée à l'hôpital, une grande course dans le bois de Vincennes par un temps de pluie : elle éprouva de la fatigue, et le lendemain, en s'éveillant, s'aperçut qu'elle avait sur les cuisses, les fesses, les genoux, les jambes et les pieds, des plaques rouges, saillantes, qui étaient le siége de démangeaisons, et qui s'affaissèrent pour être remplacées par des taches de couleur sombre. Il n'y avait que très-peu de chose sur les bras.

Le lendemain de l'apparition des boutons survenait de la douleur dans les épaules, les bras, les doigts, le dos, les hanches et les genoux. Il y eut quelques petits frissons (des horripilations surtout), pas de fièvre ; la malade continua à travailler, à manger et à dormir. Presque chaque jour il y eut une nouvelle poussée analogue à la première, mais aucune des éruptions de ces jour derniers n'a eu la confluence de celle-ci.

Etat à l'entrée : Rien d'anormal dans la poitrine ni l'abdomen; apyrexie complète; les douleurs ont disparu, pas de gonflement des articulations. Aucune tache sur les bras, les épaules et le tronc.

Aux membres inférieurs, pas de varices, mais dilatations capillaires superficielles assez nombreuses à la partie supérieure et externe des cuisses et aux deux mollets. Aux jambes et sur le dos des pieds, taches de purpura déjà presque effacées : pas de taches récentes sur ces parties. Dans chaque creux poplité une tach ayant une dizaine de centimètres dans son diamètre transversal, et de 2 à 3 centimètres dans le sens vertical. Sur les cuisses, outre des taches pétéchiales anciennes aussi et en voie de résorption, se voit une poussée papuleuse récente. A la face antérieure, à deux travers de doigt au-dessus de la rotule du côté gauche, quelques plaques ortiées, légèrement saillantes, ayant de 1 à 1 centimètre et demi de diamètre, et s'effaçant entièrement à la pression. Une vingtaine de petites plaques analogues à la face postérieure des cuisses; cinq ou six seulement à la partie inférieure de chaque fesse ; il y a un peu de démangeaison.

Mercredi matin, 30 juin. Toutes les plaques papuleuses se sont affaissées; celles des fesses et de la face postérieure des cuisses n'ont pas été suivies d'ecchymoses : il n'y a aucune tache sur ces parties. Le groupe qui était au-dessus de la rotule gauche a été suivi d'ecchymoses très-nettes.

Le soir, pas de nouvelle poussée ; la malade est restée levée deux heures dans la journée.

Traitement. — Vin de quinquina, sirop d'iodure de fer.

Jeudi, 1er juillet. Les taches anciennes pâlissent de plus en plus.

La malade quitte l'hôpital le 28 juillet, sans avoir eu aucune nouvelle éruption. Quelques jours avant sa sortie, elle avait été prise d'une légère hémorrhagie utérine, survenue en dehors des règles et sans aucune lésion appréciable de l'utérus (1 gramme de seigle ergoté pendant cinq jours).

OBSERVATION X.

(Personnelle.) — Purpura urticans.

(Hôpital Saint-Louis, consultation du 6 juillet 1875.)

Jost (Louise), 15 ans, employée dans une fabrique de soie ; jeune fille pâle, anémique, qui n'a jamais été réglée, malade depuis trois semaines.

Sur les membres inférieurs, en particulier à la face externe des cuisses et des jambes, nombreux petits boutons rouges analogues aux saillies de la chair de poule ; il y en a eu ces jours derniers de semblables sur les bras et les avant-bras. Ces petits boutons paraissent vers le milieu du jour ou le soir, surtout après une fatigue et disparaissent le lendemain, pour laisser à leur place de petites taches hémorrhagiques. On voit, en effet, entre les papules quelques taches récentes de purpura. Aucun trouble de l'état général.

On fait venir cette jeune fille dans la salle Henri IV, le lendemain à huit heures et demie : il n'existe plus qu'un fin pointillé hémorrhagique.

Traitement. — Vin de quinquina, sirop d'iodure de fer. Cette malade n'a pas été revue.

OBSERVATION XI.

(Observation recueillie par mon collègue et ami Landouzy, interne du service.)

Purpura des membres inférieurs.

La nommée Rotin, âgée de 21 ans, passementière, née dans le département de l'Orne, entrée le 6 octobre 1875, salle Sainte-Foy, nº 10, service du Dr Lailler.

Pas de gourmes, pas de maladie d'enfance ou de jeunesse. Réglée à 15 ans, irrégulièrement, assez abondamment. Depuis bientôt huit ans, hémorrhoïdes coulant peu abondamment, mais souvent ; constipation et douleurs vives dans la défécation.

Mariée depuis trois ans et demi.

Il y a trois ans (elle occupait alors un logement très-humide ; travail peu fatigant, toute la journée assise), sans douleurs dans les membres inférieurs, sans malaise remarqué, apparaissent sur les membres inférieurs, sur les jambes surtout, des taches petites, isolées, rouges d'abord, pâlissant, puis devenant brunes pour disparaître complètement ; taches semblables à celles qui amènent aujourd'hui la malade à l'hôpital. Guérie chez elle en huit jours (bains sulfureux, vin de gentiane, sirop de fer).

Fin d'août 1875. Accouchement naturel ; à la suite, douleurs de ventre assez vives, menaces de péritonite retenant la malade au lit pendant près de trois semaines.

Depuis plus de quinze jours, la malade présente les taches qui l'amènent à l'hôpital, taches qui, d'une façon générale, apparaissent à la fin de la journée, sont d'une couleur plus intense, plus rouges au moment de leur apparition, pour devenir d'un rouge sombre, brunes, puis enfin s'effacer en ne laissant qu'un point où la peau paraît sale.

Le plus souvent, les taches n'apparaissent pas d'emblée, il se forme sur la face postérieure des cuisses surtout, et sur la jambe, des boutons presque blancs, gros comme des demi-pois, boutons qui démangent beaucoup (urticaire) et qui sont grattés : à leur place, viennent les taches rouges, celles-ci ne sont pas saillantes.

Ces boutons blancs venaient surtout à la fin de la journée, et principalement sur les cuisses ; sur la face antérieure et postérieure des jambes, venaient de « plus petits boutons, comme des têtes d'épingle, qui disparaissaient moins vite et devenaient, eux aussi, des taches rouges. »

A la fin de la journée, œdème malléolaire.

6 octobre. Œdème malléolaire mou, très-accusé. Les deux tiers inférieurs des faces postérieure et externe des cuisses sont couverts de taches non saillantes, d'un rouge vif, irrégulières, ne s'effaçant pas sous le doigt. Pas de coloration spéciale de la peau comprise entre les taches.

Sur les jambes, taches plus foncées, plus nombreuses, plus larges, confluentes au point de faire de larges plaques brunâtres et jaunâtres : par places, la peau a la teinte chamois.

Autour des malléoles, piqueté d'un rouge violacé : au dire de la malade, ces taches sont les plus récentes.

Rien dans les urines.

Au cœur, souffle doux à la base, rien ailleurs ; appétit, sommeil ; un peu de douleurs dans les reins.

Conjonctivite double, légère, survenue sans cause connue (conjonctivite rhumatismale ?) ; pas de douleurs dans la continuité ou la contiguité des membres.

La malade bégaie, depuis l'âge de 8 ans (frayeur), avec intensité croissante quand elle est émue ou sur le point d'avoir ses règles.

Pas de nervosisme apparent : pas d'attaque de nerfs, ni de danse de Saint-Guy.

La malade n'a pas quitté le décubitus horizontal; teinte moins) vive de ces taches ; au pourtour du creux poplité (angle inférieur teinte saumonée de la peau.

La malade sort sur sa demande le 9 octobre 1875.

OBSERVATION XII.

(Bucquoy, thèse citée, p. 65, Obs. V. — Résumé.)

Purpura hœmorrhagica. — Forme exanthématique de l'éruption. — Gonflement œdémateux et fugace au niveau des articulations. — Durée prolongée de la maladie. — Guérison.

P... (Joseph), 25 ans, carrossier, entré à l'hôpital le 6 mai 1865 service de M. Barth.

Grand, brun, d'un tempérament robuste, P... s'est toujours bien porté et vit habituellement dans de bonnes conditions hygiéniques. Nourriture abondante et de bonne qualité ; logement bien aéré.

2 mai. Il est pris le matin, en se levant, de frissons et de lassitude dans les membres, il éprouvait aussi des douleurs dans quelques jointures. Le soir, ses jambes se couvrirent de petites taches d'un rouge vineux ; en même temps, il eut de la fièvre. Le lendemain, de nouvelles taches apparaissent sur les cuisses, et la douleur qu'il éprouvait dans le genou et le coude droits est remplacée par un gonflement assez considérable.

Il entre à l'hôpital le 6 ; la tuméfaction des jointures a presque disparu, et on ne voit plus que la trace des taches. Elles varient de dimension depuis un grain de millet jusqu'à une pièce de 20 centimes ; peu foncées en couleur, elles sont d'un rouge jaunâtre et ne disparaissent pas par la pression ; sur le dos et à la partie postérieure des bras, on en trouve un certain nombre, moins larges, plus saillantes et surmontées, à leur centre, d'une petite vésicule, ressemblant assez à de l'acné. Pas de fièvre, pas de chaleur à la peau ; appétit assez bon, forces conservées, pas d'hémorrhagies. — Limonade citrique, julep, eau de Rabel, 50 centigrammes, trois portions.

Le 8. Le malade est allé hier au jardin, et en se couchant, il avait les deux mains gonflées..., une rougeur assez vive se voit au niveau de l'extrémité digitale des métacarpiens et de l'apophyse styloïde du radius. Etat général très-bon.

Le 10. La main droite n'est plus tuméfiée, le gonflement a gagné la moitié supérieure de l'avant-bras, surtout à la face postérieure et externe ; les caractères du gonflement sont plus aigus. Il y a de la douleur à la pression ; la peau est tendue, chaude et rouge.

Le 14. Apparition d'une cinquantaine de nouvelles taches sur les bras et les cuisses ; elles sont légèrement saillantes, assez régulièrement arrondies, d'une couleur rouge obscur, à bords peu nettement limités; quelques-unes ont la dimension d'une pièce de 1 franc, les autres, celle d'une lentille.

Un certain nombre de ces taches présentent un aspect remarquable; à leur centre seulement on voit une coloration jaunâtre, plus ou moins étendue, qui disparaît complètement par la pression ; de là, un anneau plus ou moins large et régulier, dont la couleur et les caractères sont les mêmes que ceux des autres taches. Depuis la veille, les gencives sont douloureuses et saignent facilement.

Limonade sulfurique, julep, extrait de quinquina, 2 grammes ; cresson.

Le 17. Dans la journée d'hier, la main gauche se gonfle de nouveau. A la partie supérieure du dos et postérieure des deux bras, on voyait des saillies papuleuses, coniques, surmontées d'un petit point rouge. Ce matin, ces papules sont affaissées et ont pâli.

Le 23. Gonflement du nez et de la lèvre supérieure.

Le 24. Disparition du gonflement, remplacé par des taches nombreuses.

Le 27. Gonflement des deux jambes, éruption d'une grande quantité de taches nouvelles, les unes d'un rouge vif, les autres ne faisant que commencer, et se montrant sous la forme d'un gros tubercule saillant, à base dure ; elles étaient à peine colorées à leur centre. Le lendemain, ces tubercules sont remplacés par des taches bien colorées, et le noyau dur a complètement disparu.

Pendant tout son cours, la maladie a suivi à peu près la même marche, sans se modifier. A part un peu de faiblesse et quelques douleurs dans les membres, l'état général est resté bon. Tous les deux ou trois jours, on voyait de nouvelles taches qui, au bout de deux jours, perdaient leur couleur assez vive pour devenir jaunâtres. Quelquefois elles étaient précédées de petites papules, irrégulièrement arrondies, semblables à des plaques d'urticaire, mais ne causant pas de démangeaisons. Pendant ce temps, les mains et les pieds se tuméfiaient tour à tour ; le gonflement était toujours assez considérable, mais de peu de durée. Jamais ces accidents n'eurent de retentissement sur la santé générale. Vers le commencement de juillet, les éruptions devinrent plus rares, les gencives se cicatrisèrent. Les pieds et les mains se gonflèrent encore, mais moins souvent. Les forces revinrent peu à peu, et le malade pouvait être considéré comme à peu près guéri, lorsqu'ennuyé de son long séjour à l'hôpital, il demanda sa sortie. Pendant tout ce temps, il n'eut qu'une seule hémorrhagie, à la suite de l'avulsion d'une dent ; elle fut peu abondante, mais persista sept ou huit heures.

Traitement. — Durant la dernière moitié de mai et une partie de juin, bains vinaigrés tous les quatre ou cinq jours. A partir du 6 juin, sirop anti-scorbutique et sous-carbonate de fer.

Les trois observations suivantes feront ressortir, ainsi du reste que celle qui précède, l'étroite parenté qui unit le *Purpura rheumatica* des auteurs allemands à la forme exanthématique du Purpura simplex. Ollivier (d'Angers), s'est borné à intituler son observation : « Développement spontané d'ecchymoses cutanées avec œdème aigu sous-cutané et gastro-entérite. » Rilliet et Barthez rapportent au Purpura urticans le cas d'Ollivier et le leur.

Tilbury Fox en fait à tort de l'érythème compliqué d'extravasation sanguine dans l'épaisseur de la peau.

OBSERVATION XIII.

(Archives générales de médecine, 5e année, t. XV, 1827, p. 206-216.)
Développement spontané d'ecchymoses cutanées avec œdème aigu sous-cutané et gastro-entérite. — Observation recueillie par le Dr Ollivier (d'Angers). — Résumé.

Enfant de 3 ans, du sexe féminin, fortement constitué, ayant toujours eu une bonne santé, venait de dîner le 20 juillet, lorsqu'il se plaignit de ne pouvoir se tenir sur ses jambes en descendant de sa chaise : douleurs dans les deux membres jusqu'au genou ; à la face dorsale du pied gauche, ainsi qu'à la région malléolaire, tuméfaction accompagnée d'ecchymoses d'un rouge violacé. Dans la nuit, mêmes phénomènes au pied et à la jambe du côté droit ; peau sèche et brûlante, ventre douloureux.

Le 21. Infiltration commençante des deux paupières supérieures; gonflement et ecchymoses à la face dorsale de la main gauche; nuit agitée, douleurs abdominales vives.

Le 22. Face légèrement bouffie, sans rougeur, paupières supérieures œdémateuses, celle du côté gauche ecchymosée; œdème de la face dorsale des deux mains et de la moitié inférieure de chaque avant-bras, ecchymose d'un rouge violet plus intense au centre de la tache; aspect à peu près analogue des membres inférieurs; seulement l'œdème a en partie disparu. Pouls assez développé et fréquent (120 puls.); ventre douloureux à la pression; constipation. Huile de ricin.

Le 23. Les anciennes ecchymoses deviennent jaunâtres, tandis que d'autres apparaissent. Le purgatif n'a amené qu'un petit nombre d'évacuations, sans traces de sang; pouls à 120.

Le 24. La face dorsale de la main et l'avant-bras droits sont de nouveau œdémateux. Redoublement des douleurs de ventre pendant la soirée et la nuit.

Le 27 et le 28. Nouvelle poussée d'ecchymoses et d'œdème aux bras et aux jambes.

Le 29 et le 30. Disparition graduelle de ces accidents.

Le 31. Démangeaison aux jambes, qui sont recouvertes ainsi que les cuisses et les fesses de larges taches, blanches et rouges, proéminentes; chaque tache est plus chaude que les autres points de la peau; celles qui sont blanches, sont entourées d'une auréole rouge pâle; on en observe quelques-unes, mais plus petites et plus rares, sur la face et le bras gauche. Pouls, 132.

1er août. Dans la nuit, disparition complète du gonflement et des plaques d'urticaire, développées la veille, mais un épanchement sanguin, une véritable ecchymose violette s'est formée là où existait chaque tache d'urticaire; les démangeaisons sont entièrement passées, peau fraîche. 4 grains de calomel, coliques suivies d'évacuations muqueuses sanguinolentes.

Le 3 et le 4. Les taches se dissipent de plus en plus.

Le 6. Nouvelles ecchymoses à la partie postérieure des jambes, des cuisses, à la face dorsale des pieds, aux avant-bras et aux bras.

Jusqu'à la fin du mois d'août, de temps en temps, poussée d'ecchymoses et d'œdème; guérison à partir de cette époque.

OBSERVATION XIV.

Traité des maladies des enfants, par MM. Barthez et Rilliet. Paris, 1843, in-8, t. II, p. 77.

Garçon de 3 ans. — Purpura accompagné d'œdème dur et de fièvre. — Guérison rapide.

Gautier François, âgé de 3 ans, est pris, le 30 mars, au milieu de la bonne santé, de douleurs dans les pieds qui enflent, aussi bien que dans les bourses. Il était brûlant la nuit, mais on n'a pas constaté de frissons; il n'a jamais voulu s'aliter. Le troisième jour, il a pris un bain d'une heure; peu après, l'anasarque a augmenté, et sa mère a remarqué des rougeurs par plaques larges, arrondies, telles qu'elles existent actuellement; auparavant, on n'avait constaté aucune éruption de variole, rougeole ou scarlatine. L'appétit n'a point été diminué; l'enfant a vomi le quatrième jour de la maladie pour la première fois après avoir mangé; la soif n'a pas été vive. Pas de dévoiement, pas de toux, pas d'épistaxis. Depuis le 1er avril, le caractère de l'enfant a changé : il est devenu méchant et intraitable, tandis qu'auparavant il était très-doux et tranquille.

Très-fort et gras, il n'a jamais eu de maladie grave et a toujours été bien logé et bien nourri.

Le 3 avril au matin, cinquième jour de la maladie, il était dans l'état suivant : cheveux blonds, yeux bleus, face bouffie, facies naturel, pas de traits faciaux, pas de dilatation des ailes du nez. L'enfant est très-intelligent, tranquille, se laisse examiner facilement.

Les extrémités supérieures et inférieures sont notablement œdématiées, mais l'œdème est dur; les tissus ont la consistance de la graisse; la peau luisante, douloureuse au toucher, est couverte sur les extrémités inférieures seulement, de taches, les unes d'un rouge vineux, les autres jaunâtres, analogues à celles qui succèdent aux ecchymoses. Ces taches sont en général de forme arrondie, variables en dimension entre un ou deux millimètres jusqu'à un ou deux centimètres de diamètre.

Les taches rouges sont très-légèrement saillantes, entourées pour la plupart d'un cercle rosé très-pâle, tandis que le centre de la plaque est d'un rouge vineux et ne disparaît pas à le pression. C'est surtout au niveau des taches que la peau est très-sensible; elle est chaude; le pouls est à 112, régulier, assez plein. La respiration, à

18, est parfaitement pure en avant et en arrière. La percussion est sonore, les battements du cœur distincts, sans bruits anormaux. La poitrine est bien conformée ; pas de toux. La langue est médiocrement humide, un peu grisâtre; l'abdomen un peu mou, parfaitement souple. Pas de selles, un peu de soif; appétit nul.

Traitement : Chiendent nitré, acide citrique, émulsion nitrée, 120 grammes.

Sixième jour. Peau un peu chaude, pouls à 116; l'œdème des extrémités est le même, sauf que celui du bras gauche a diminué. Il ne s'est pas développé de nouvelles pétéchies; la plupart de taches rouges, vineuses ont déjà passé à l'état de taches jaunes; la soif est assez vive. Pas de selles; trois ou quatre vomissements; urines abondantes.—Oxymel, 2 pots; lavement miel.

Septième jour. La peau est peu chaude, le pouls à 104. Il ne s'est pas développé d'autres taches rouges; toutes les anciennes sont, les unes à l'état de taches jaunes, les autres à l'état de taches violettes entourées d'une auréole jaunâtre. L'œdème a diminué d'une manière assez sensible; la peau ne paraît plus douloureuse. La respiration est toujours parfaitement pure des deux côtés en arrière, la percussion bien sonore. Langue humide, abdomen souple; pas de selles, même après le lavement; la soif n'est pas vive. — Oxymel, lavement, diète.

Depuis le huitième jour de la maladie, l'amélioration alla en augmentant, l'œdème se dissipa; les taches passèrent promptement à la couleur jaune et disparurent en peu de temps. L'enfant quitta l'hôpital dans un état de santé parfaite.

OBSERVATION XV.

(Berliner Klinische Wochenschrift, 15 avril 1867, n° 15.)
Société médicale de Berlin, séance du 27 mars 1867.

M. Henoch rend compte de quelques cas de *Purpura rheumatica* observés chez l'enfant...

Le second cas concerne un garçon de 7 ans, ayant depuis sa naissance une santé délicate et ayant eu des abcès ganglionnaires et autres maladies semblables. Il se développa des taches de purpura de dimensions variées, parmi lesquelles quelques-unes, à la périphérie, se laissaient effacer à la pression, si bien qu'on pouvait constater là la présence d'un cercle hyperémique. Les extrémités inférieures étaient tuméfiées, œdémateuses et sensibles à la pression. Le cœur était normal, pas d'albuminurie ni de fièvre. Aucune amélioration par l'emploi de l'iodure de potassium; le nombre des taches purpuriques augmenta beaucoup, il survint de l'œdème du visage et on observa des paroxysmes fébriles. Plus tard il se produisit de l'urticaire. L'emploi des acides minéraux resta sans succès, tandis que la guérison survint par l'usage de la solution de perchlorure de fer.

Paris. A. [illegible], imprimeur de la Faculté de Médecine. rue M[r]-le-Prince, 31.

www.ingramcontent.com/pod-product-compliance
Ingram Content Group UK Ltd.
Pitfield, Milton Keynes, MK11 3LW, UK
UKHW022139190726
13855UKWH00003B/1232

9 782013 589000